Die Mineral-stoff-Fibel

Die stabile Basis für Ihre Gesundheit

W0046465

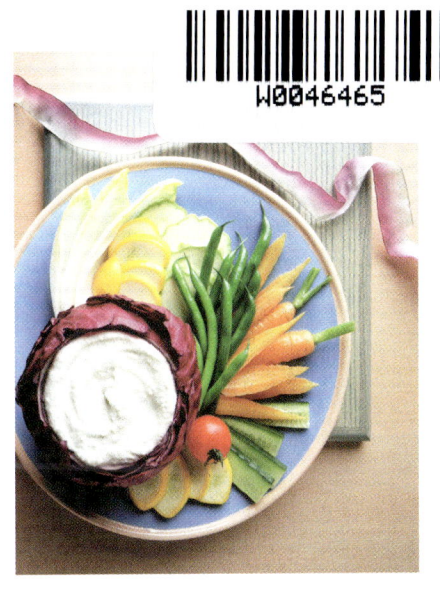

NAUMANN & GÖBEL

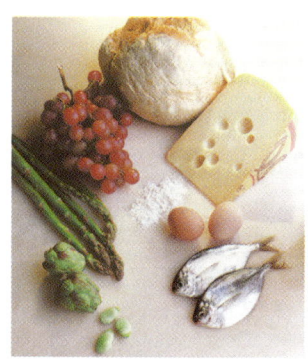

Naumann & Göbel Verlagsgesellschaft mbH
in der VEMAG Verlags- und Medien Aktiengesellschaft, Köln
Autorin: Ute Dick
Umschlagmotive: Naumann & Göbel Verlagsgesellschaft, Köln (24),
MEV, Augsburg (1)
Gesamtherstellung: Naumann & Göbel Verlagsgesellschaft mbH, Köln
Alle Rechte vorbehalten
Dieses Werk berücksichtigt die neue deutsche Rechtschreibung

ISBN 3-625-10819-4

INHALT

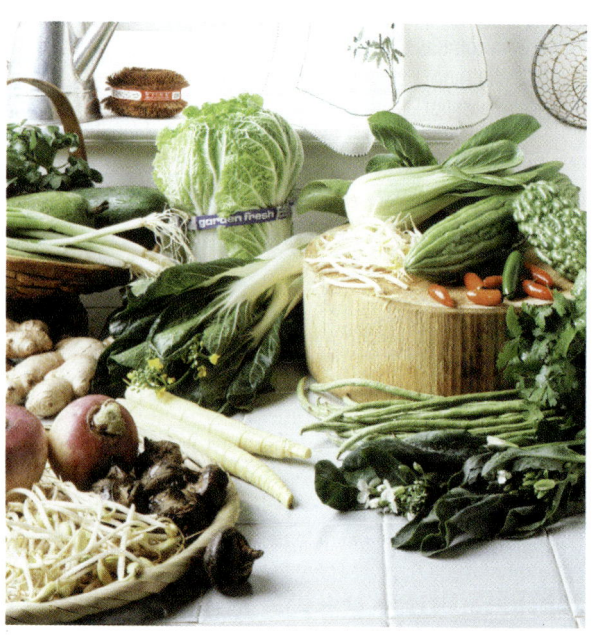

VORWORT

In vier Milliarden Jahren Entwicklungsgeschichte hat die Natur viele Organismen geschaffen, von denen der Mensch der komplizierteste ist. Er ist, um alle Funktionen des Körpers und die Gesundheit aufrechtzuerhalten, auf eine Vielzahl von Nährstoffen angewiesen. Eine ungenügende Zufuhr dieser Substanzen oder die Unfähigkeit des Körpers, diese richtig zu verwerten, führt unweigerlich zu Mangelkrankheiten.

Mehr als 50 Nahrungsfaktoren muss unsere tägliche Kost enthalten, soll sie ausgewogen und gesund sein. Dabei sind noch lange nicht alle erfasst und erforscht. Bis heute bergen zweifellos die Mineralstoffe die meisten Geheimnisse, denn die Methoden, um sie im menschlichen Körper nachzuweisen, sind zum Teil noch sehr kompliziert und ungenau.

Mineralstoffe sind weder tierischen noch pflanzlichen Ursprungs, sondern anorganisch. Trotzdem besitzen sie Eigenschaften, die das Leben erst ermöglichen, da sie für feste Knochen, straffes Gewebe und gesunde Haut verantwortlich sind. Ohne Mineralstoffe würden die Muskeln nicht arbeiten. Außerdem können sie elektrische Ladung aufnehmen, ohne die Enzymaktivitäten und der Zellstoffwechsel, das Wachstum, die Nervenaktivitäten und Denkprozesse nicht funktionieren würden. Jeder Mineralstoff entfaltet seine Wirkung nicht von allein. Alle Mineralstoffe arbeiten mit Vitaminen und den anderen Nährstoffen eng zusammen. Die Zahl der als essenziell (lebenswichtig) anerkannten Mineralstoffe wächst ständig. Zur Zeit sind es etwa 25, wobei bei einigen noch Unsicherheiten bestehen, vor allem, was den täglichen Bedarf angeht. Manche Wissenschaftler vertreten sogar die Meinung, dass alle Elemente, die in der Erdkruste vorkommen – außer die radioaktiven – im menschlichen Stoffwechsel eine Funktion erfüllen.

Da die heute übliche Zivilisationskost häufig zu fett, zu eiweißreich, zu süß und zu üppig ist, verliert der Mensch teilweise den Instinkt, sich gesund zu ernähren, wie es noch der Fall war, als er in enger Harmonie mit der Natur lebte. Damals wurde die Erfahrung mit Kräutern, Obst und Gemüse – zu welcher Zeit diese gepflückt und wie anwendet werden müssen – von Generation zu Generation weitergegeben.

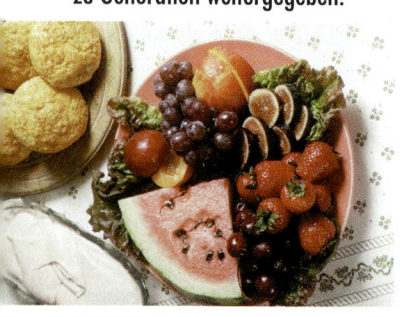

Um den Bedarf an Vitaminen und Mineralstoffen individuell festlegen zu können, ist es wichtig, diese Nährstoffe und die Zusammenhänge zwischen den Nährstoffen und den individuellen Bedürfnissen des jeweiligen Menschen zu verstehen. Gerade auch die Nahrungsmittelzubereitung ist ganz entscheidend, um den Gehalt an Vitaminen und Mineralstoffen während der Zubereitung so weit wie möglich zu erhalten.

So laufen viele Menschen mit den unterschiedlichsten Beschwerden zum Arzt, ohne dass dort organische Schäden festgestellt werden. Vielfach liegt in diesen Fällen ein versteckter Mineralstoffmangel vor. Immer häufiger werden deshalb auch Nährstoffergänzungspräparate vom Arzt verschrieben. Halten Sie sich bei der Einnahme eines solchen Präparats immer genau an die verordnete oder die auf der Packungsbeilage vorgeschriebene Dosierung. Ein Zuviel an Mineralstoffen kann genauso schädlich sein wie ein Mangel.

Wer sich allerdings mit Mineralstoffen auskennt, kann seine Ernährung so ausgewogen und vollwertig gestalten, dass ein Mineralstoffmangel so gut wie ausgeschlossen werden kann.

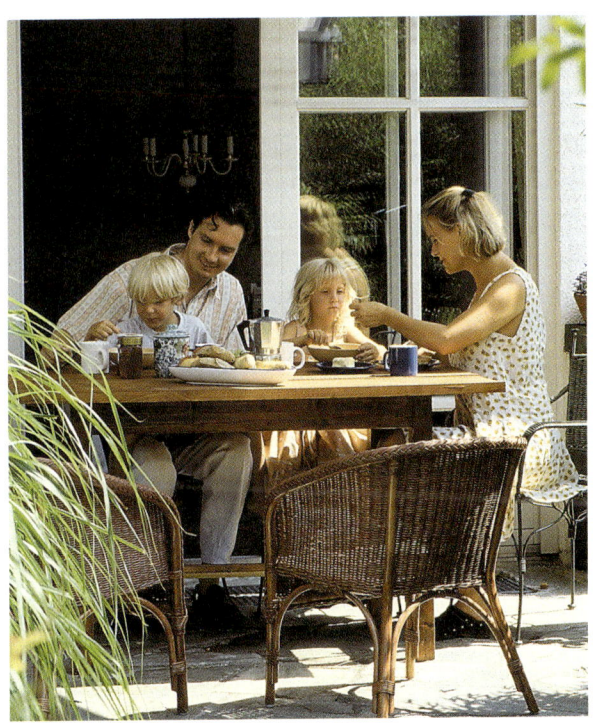

KLEINE NÄHRSTOFFKUNDE

Das Wissen um die Bedeutung der einzelnen Nährstoffe und ihre Zugehörigkeit zu Nährstoffgruppen ist wichtig, wenn es darum geht, die Bedürfnisse des eigenen Körpers zu ergründen. Gerade bei Krankheiten und Vererbungen, die einen Verzicht auf bestimmte Nahrungsmittel verlangen, muss man die verschiedenen Nährstoffe kennen, um eine ausgewogene Ernährung sicherstellen zu können. Im Körper des Menschen werden permanent Zellen abgenutzt und erneuert. Für diesen Prozess braucht der Organismus Eiweiß, Wasser und einige weitere Nährstoffe. Mit Hilfe von Vitaminen, Mineralstoffen und Spurenelementen wird das Eiweiß stoffwechselfähig gemacht, d. h., ohne diese Biostoffe ist Eiweiß für den Körper nichts wert. Bei dem Überangebot an Nahrungsmitteln in den Industriestaaten sollte man davon ausgehen können, dass Mangelzustände nicht auftreten. Dies gilt allerdings nur für die Grundnährstoffe Eiweiß, Fett und Kohlenhydrate. Die Häufigkeit, in der die sogenannten Zivilisationskrankheiten wie Rheuma, Gicht und Herzgefäßleiden auftreten, zeugen sogar davon, dass diese Nährstoffe im Übermaß verzehrt werden.

So ist vor allem die richtige Zusammensetzung der Nahrung entscheidend: eine ausreichende Versorgung mit Vitaminen und Mineralstoffen verbunden mit dem richtigen Verhältnis an Grundnährstoffen kombiniert in einer vollwertigen Mahlzeit. Der Eiweiß- und Fettbedarf sollte in erster Linie über pflanzliche, nicht über tierische Produkte gedeckt werden.

Kohlenhydrate sollten beim gesunden Menschen mit 50 % an der Nahrung beteiligt sein. Sie liefern dem Organismus die nötige Energie und verbleiben auch am längsten im Körper. Bemerkt der Körper einen Kohlenhydratmangel, kann die Leber mit Hilfe eines Enzyms Proteine in Kohlenhydrate umwandeln. Diese Eiweiße gehen dem Körper dann allerdings für andere wichtige Körperfunktionen verloren.

Gerade aber bei Kohlenhydraten gibt es große Unterschiede, was den Vitalstoffgehalt angeht. Mindestens 30 % sollte in Form von naturbelassener Rohkost verzehrt werden. Auch Vollkornprodukte gehören zu den wichtigen Kohlenhydratträgern, die außerdem besonders wegen ihres Vitamin-B-Gehalts geschätzt werden.

Genussmittel wie Süßigkeiten, Alkohol, gezuckerte Limonade und alle mit raffiniertem Zucker versetzten Nahrungsmittel enthalten zwar Energie, aber keine Vitamine, Mineralstoffe und Spurenelemente; sie sind wirklich nur für den gelegentlichen Genuss bestimmt und sollten auf dem täglichen Speiseplan nicht auftauchen. Auch durch Zusätze veränderte Kohlenhydrate, die beispielsweise in mit Weißmehl produzierten Backwaren enthalten sind, und polierter Reis enthalten nur noch sehr geringe Mengen an Vitalstoffen und gehören deshalb nicht zu einer vollwertigen Ernährung.

Fette sollten höchstens 35 % unserer Nahrung ausmachen. Seit 1948 ist der Fettkonsum ständig angestiegen und liegt zur Zeit durchschnittlich bei etwa 130 g pro Tag. Damit ist er deutlich zu hoch. Bei leichter körperlicher Arbeit ist eine Aufnahme von 40–60 g, bei schwerer körperlicher Arbeit von 50–100 g Fett täglich empfohlen.

Fett hat folgende Funktionen:

- Energiereserve in Form von Depotfett: Im Unterhautfett-gewebe schützen die Depotfette vor Auskühlung und dienen als Polsterung.
- Organfett: Organfett ist fester als Depotfett, deshalb wird es auch bei längerem Energiemangel nicht eingeschmolzen. Es umgibt die Organe und fixiert ihre Position.
- Das Nervensystem besteht zu 40 % des Trockengewichts aus Lipiden (Fetten).
- Fette verbinden sich mit Eiweiß zu den sogenannten Lipo-proteinen – zu denen auch das Cholesterin gehört –, die wichtig für die Zellstruktur und die Nerven sind.
- Fett schlüsselt die fettlöslichen Vitamine A, D, E und K auf, die ansonsten ungenutzt bleiben würden.

Alle biologischen Eigenschaften der Fette sind von der Art der Fettsäuren abhängig. Man unterscheidet einfach und mehrfach ungesättigte und gesättigte Fettsäuren.

Gesättigte Fettsäuren befinden sich hauptsächlich in tierischen Fetten. Im Übermaß verzehrt, schädigen sie den Körper durch die Erhöhung des Blutfett- und Cholesterinspiegels.

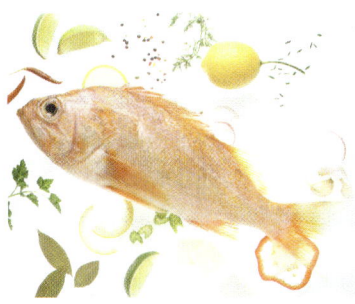

Dagegen sind besonders die mehrfach ungesättigten Fettsäuren, die in großen Mengen in Fisch enthalten sind, wichtig, da sie vom Körper nicht selbst hergestellt werden können und sogar zur Senkung des Cholesterinspiegels beitragen.

Die kleinste Einheit eines Proteins *(Eiweiß)* ist die Aminosäure. Alles Lebende baut sich aus Aminosäuren auf. Sie bestehen aus Kohlenstoff, Sauerstoff und Wasserstoff. Acht dieser Eiweißbausteine müssen mit der Nahrung aufgenommen werden, die restlichen zwölf stellt der Körper selbst her. Mit Hilfe von Enzymen, Vitaminen, Mineralstoffen und Spurenelementen, den Stoffwechselkatalysatoren, setzt der Stoffwechsel aus diesen 20 Aminosäuren die Proteine zusammen.

Diese spielen eine große Rolle als Baustoffe in unserem Körper. In jeder Zelle kommen 4 000 bis 5 000 verschiedene Proteine vor. Immunproteine schützen den Körper vor fremden Zellen, Transportproteine transportieren die einzelnen Stoffe zwischen den Organen hin und her, und auch eine Vielzahl von Hormonen ist aus Proteinen aufgebaut.

Ähnlich wie die Fette wird auch Eiweiß dem Körper häufig in zu hohen Mengen und vor allem über tierische Nahrungsmittel zugeführt. Idealerweise sollte Eiweiß mit 15 % an unserer Nahrungszusammensetzung beteiligt sein und außerdem bevorzugt über Fisch, Geflügel, Milchprodukte, Hülsenfrüchte, Kartoffeln und Getreide aufgenommen werden. Interessant ist, dass Vollkornprodukte sogar mehr Eiweiß enthalten als Fleisch.

Die *Vitalstoffe* – Vitamine, Mineralstoffe und Spurenelemente – sind für jeden Körper essenziell. Immer noch ist nicht endgültig erforscht, wie viele der einzelnen Substanzen der Körper tatsächlich braucht, um gut funktionieren zu können. Der Bedarf ist abhängig von der Art der Betätigung (körperlich oder geistig), von Stressfaktoren (seelische oder körperliche Belastungen), vom Alter, der Lebensmittelqualität und der Zusammensetzung der Nahrung. Es ist deshalb besonders wichtig, den eigenen Körper gut zu beobachten, alle Eigenheiten, Veranlagungen und äußeren Umstände kennenzulernen, um dann den individuellen Bedarf zu ermitteln und die Nahrung entsprechend zusammenzustellen.

Ganz besonders wichtig ist es, auf eine ausreichende Flüssigkeitszufuhr zu achten – ein erwachsener Mensch sollte täglich ca. zwei Liter *Flüssigkeit* zu sich nehmen. Hierzu eignen sich besonders Mineralwässer und Kräuter- und Früchtetees. Kaffee und alkoholische Getränke sind Genussmittel, die sparsam verwendet werden sollten.

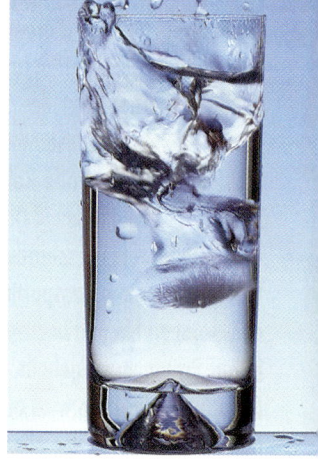

MINERALSTOFFE SIND LEBENSNOTWENDIG

Kohlenhydrate, Fette, Eiweiße und Vitamine sind organische Substanzen, d. h., sie enthalten Kohlenstoff. Darüber hinaus benötigt der menschliche Körper anorganische Nährstoffe: die Mineralstoffe.

Im Gegensatz zu Vitaminen sind Mineralstoffe im Boden und im Wasser enthalten. Deshalb ist der Mineralstoffgehalt der Nahrung abhängig vom Boden, auf dem die Früchte, das Gemüse oder das Getreide angebaut werden. Bei Fleisch und Molke-

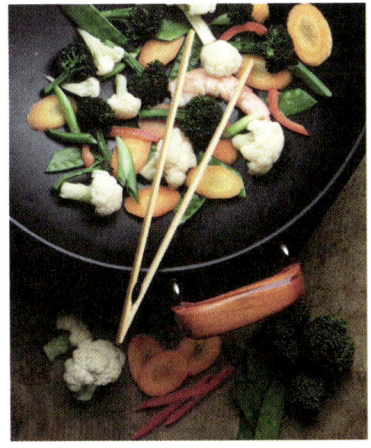

reiprodukten ist der Mineralstoffgehalt des Futtermittels, das bei der Tierfütterung eingesetzt wird, wichtig.

Im Körper des Menschen sind rund 46 Mineralstoffe eingelagert, 30 davon gelten als lebensnotwendig. Sie sorgen für feste Knochen, gesunde Zähne, straffes Gewebe und gesunde Haut. Vor allem die Mengenelemente tragen dazu bei, dass der Körper nicht austrocknet – sie regulieren den Wasserhaushalt.

Lösen sich Mineralstoffe in Flüssigkeit auf, zerfallen sie in elektrisch geladene Teilchen, Ionen genannt. Diese nutzt der Körper zur Weiterleitung von Informationen zwischen den Nerven und Muskeln. Gleichzeitig halten diese Ionen den Säure-Basen-Haushalt des Körpers ständig im Gleichgewicht. Dabei werden die Säuren und die Basen, die der Stoffwechsel produziert, neutralisiert. Dieses permanente Ausgleichen von saurer und basischer Stoffwechsellage ist für unser Wohlbefinden von großer Bedeutung. Ohne dieses Wechselspiel können Enzyme nicht wirksam werden, und der Körper kann nicht genug Energie produzieren.

Wichtig ist festzustellen, dass kein Stoff im Körper ohne die Hilfe anderer Stoffe die Arbeit verrichten kann. Die verschiedenen Mineralstoffe benötigen einander, um ihre volle Wirksamkeit zu entfalten. So ist beispielsweise sowohl Vitamin D als auch Calcium zur Bildung von gesunden Knochen und Zähnen wichtig.

Außerdem benötigt jedes Vitamin und Mineral bestimmte Voraussetzungen im Magen-Darm-Trakt, damit es über die Darmwände ins Blut aufgenommen werden kann. Ist die Darmflora durch regelmäßig eingenommene Abführmittel, übertriebene Abmagerungskuren oder Medikamente zerstört, wird der Übergang der Nährstoffe ins Blut erschwert bzw. verhindert.

Der menschliche Körper braucht Mineralstoffe in deutlich unterschiedlichen Mengen. Sieben Elemente (Calcium, Chlor, Kalium, Magnesium, Natrium, Phosphor, Schwefel) trägt der Mensch in nennenswerten Mengen in sich (Mengenelemente), des Weiteren circa 23 Spurenelemente, die in solch geringen Konzentrationen im Körper vorkommen, dass sie zusammen auf einen Teelöffel passen würden (Spurenelemente).

Neue Analysegeräte mit elektronischen Sensoren ermöglichen, ein billionstel oder billardstel Gramm Blut oder Gewebe zu untersuchen. So wird plötzlich die Wirkung winzig kleiner Teilchen eines Spurenelementes sichtbar. An dieser Stelle eröffnet sich der Wissenschaft ein Forschungsgebiet, das wahrscheinlich neue Einblicke in die Entstehung und Behandlung von Krankheiten gibt. Schon jetzt wird deutlich, dass Mineralstoffe eine weitaus komplexere Rolle im Körper des Menschen einnehmen, als bisher angenommen wurde.

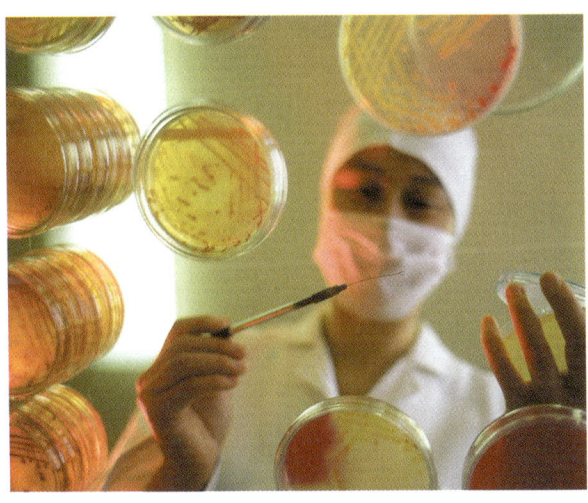

MINERALSTOFFE VON A–Z

Die Mineralstoffe werden in Mengen- und Spurenelemente unterteilt. Trotz der geringen Menge, in der die Spurenelemente im Körper vorkommen, haben sie eine für den menschlichen Organismus lebensnotwendige und nicht geringere Bedeutung als die in größeren Mengen vorkommenden Mengenelemente.

Zu den im Folgenden aufgeführten Mineralstoffen finden Sie jeweils zwei Tabellen: Eine Tabelle führt die Lebensmittel auf, die besonders reich an dem jeweiligen Mineralstoff sind; die andere gibt den Tagesbedarf für bestimmte Personengruppen laut DGE (Deutsche Gesellschaft für Ernährung) an.

Die Nährstoffangaben der Lebensmittel beziehen sich jeweils auf 100 g. Um diese Angaben auf die übliche Verzehrmenge je Mahlzeit umzurechnen, können Sie folgende Mengen zugrunde legen:

Lebensmittel	entspricht
Blattsalat	75 g
Brot, 3–4 Scheiben	175 g
Brötchen	50 g
Butter, 1 gestrichener EL/TL	10 g/5 g
Cornflakes, 6 EL	30 g
Ei, Gewichtsklasse 4	52 g
Ei, Gewichtsklasse 6	43 g
Fisch	150 g

Lebensmittel	entspricht
Fleisch	150 g
Gemüse als Rohkost	100 g
Gemüse zum Garen	200 g
Getränk, 1 Glas	200 g
Getreide, 1 gestrichener EL	20 g
Getreideflocken, 6 gestrichene EL	60 g
Graupen, Grieß, Grütze, 3 EL	60 g
Hefe	10 g
Honig, 1 EL	20 g
Hülsenfrüchte, getrocknet	75 g
Innereien	100 g
Kartoffeln	250 g
Käse oder Wurst	45 g
Keime, 3 EL	15 g
Kleie, 3 EL	15 g
Knäckebrot, 5 Scheiben	50 g
Korn, ganz, 3 EL	60 g
Kräuter, 2 EL	10 g
Marmelade, 1 EL	20 g
Mayonnaise	20 g
Mehl, 3 EL	60 g
Milch, 1 Glas	200 g
Müsli, 4 EL	60 g
Nudeln, ungekocht	80 g
Nüsse, 1–3 EL	10–30 g
Obst, frisch	200 g
Öl, 1 EL/TL	10 g/5 g

Lebensmittel	entspricht
Pilze	100–200 g
Reis, ungekocht	80 g
Suppe, 1 Teller	250 g
Trockenobst	35 g
Wurst	30 g

DIE MENGENELEMENTE

Mengenelemente oder Makronährstoffe kommen im Körper eines Erwachsenen in Gewichtsanteilen von 25 bis 1000 g vor. Ihr Anteil in Lebensmitteln wird in Gramm (g) oder Milligramm (mg) angegeben. Zu der Gruppe der Mengenelemente gehören: Calcium, Chlor, Kalium, Magnesium, Natrium, Phosphor und Schwefel.

Calcium

Calcium ist die chemische Bezeichnung für Kalk. Es ist wichtig für den Aufbau der Knochen und die Bildung von Zahnschmelz und Zahnbein. Die Zähne bestehen zu 30 % aus Calcium. Im gesunden Organismus lagern 99 % des Calciums in den Knochen und Zähnen. Der Rest des Calciums schwimmt im Blut und in den Körperzellen. Sinkt die Calciumkonzentration im Blut, kann das lebensbedrohliche Krämpfe und Lähmungserscheinungen zur Folge haben. Der Körper entzieht dann den Knochen das ihm fehlende Kalk, was zu einer Knochenentkalkung führt.

Von Knochenentkalkung sind vor allem ältere Frauen betroffen. Hormonelle Fehlsteuerungen stören den Kalkstoffwechsel, und das kalkreiche Knochengewebe verliert dadurch seine Festigkeit. Diese Krankheit ist unter dem Namen Osteoporose bekannt.

Besonders für ältere Menschen ist eine ausreichende Calciumzufuhr ungeheuer wichtig. Schon geringfügige Stürze können bei Calciummangel schwere Knochenbrüche nach sich ziehen, die dann wegen verminderter Neubildung des Gewebes schlecht verheilen.

Calcium hat außerdem wesentlichen Einfluss auf die Durchlässigkeit der Zellwände. Ohne diesen Mineralstoff würden die Reize weder von Nerv zu Nerv noch von Nerv zu Muskel weitergeleitet, was unkontrollierte Muskelzuckungen und Krämpfe zur Folge haben kann.

Ähnlich wie beim Knochenaufbau werden die Blutgerinnung und damit auch die Wundheilung sowie die Hormonproduktion in den Nebennieren von Calcium wesentlich beeinflusst.

Zur Aufnahme und Resorption über die Darmwände während des Verdauungsprozesses benötigt Calcium Phosphor. Zusätzlich braucht es Vitamin D, um in die Knochen zu gelangen. Ein Lebensmittel, das diese Mineralstoffe in optimaler Zusammensetzung enthält, ist Milch.

Calciummangel ist in erster Linie die Folge einer Fehlernährung.

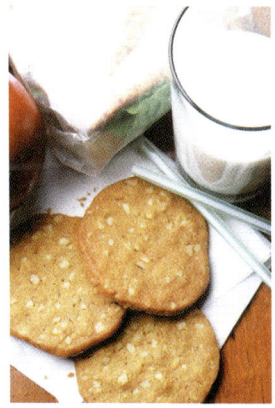

Eine Überversorgung mit Magnesium und Natrium senkt den Calciumspiegel. Tee und Kaffee können die Calciumaufnahme des Körpers verhindern. Die Einnahme von Kortison bewirkt ein Ausschwemmen von Kalk aus dem Körper. Die Folgen können Nackensteife, Gähnkrämpfe, Migräne, Blutgerinnungsstörungen, Allergien, Haarausfall, Abbrechen der Nägel, Durchblutungsstörungen, trockene und rissige Haut, Parodontose und bei Kindern Rachitis sein.

Ein Knochenabbau bedingt durch Calciummangel ist in jedem Alter möglich. Es sollte besonders darauf geachtet werden, dass beim Kochen und Waschen von Lebensmitteln Calcium leicht ausgewaschen werden kann.

Wird zu viel Calcium in Tablettenform zugeführt, kann es zu schädlichen Nebenwirkungen kommen. An erster Stelle stehen dabei Verstopfung und Nierensteine. Auch Appetitlosigkeit, Erbrechen, Übelkeit und eine Herabsetzung der Reflexe von Muskeln und Nerven sind typische Symptome für eine Einnahme von Kalkpräparaten in Überdosis. Die Einnahme dieser Präparate sollte daher nur nach ärztlicher Verordnung erfolgen.

Lebensmittel (100 g verzehrbarer Anteil)	Calcium-Gehalt
Parmesan	1400 mg
Emmentaler Käse	1050 mg
Gouda 30 %	900 mg
Sesamsamen	783 mg
Mozzarella	632 mg
Camembert 60 %	280 mg

Lebensmittel (100 g verzehrbarer Anteil)	Calcium-Gehalt
Sojabohnen	250 mg
Grünkohl	212 mg
Brunnenkresse, roh	180 mg
Löwenzahnblätter	173 mg
Sauerkraut	143 mg
Spinat	126 mg
Vollmilch 3,5 %	120 mg
Joghurt 3,5 %	120 mg
Buttermilch	109 mg

Personengruppe	Tagesbedarf
Säuglinge	500 mg
Kinder	600–1000 mg
Jugendliche 10–14 Jahre	1000 mg
Erwachsene	900 mg
Schwangere Frauen	1200 mg
Stillende Frauen	1300 mg

Chlor

Chlor gehört zwar auch zu den Mineralstoffen, ist aber eigentlich ein giftiges Gas.
In stark verdünnter Form wird die keimtötende Wirkung dieses Gases genutzt, um Trinkwasser keimfrei zu machen. Auch in öffentlichen Schwimmbädern wird es zur Wasserentkeimung ein-

gesetzt. Ferner eignet es sich als Bleichmittel im Haushalt. Allerdings ist hier ist äußerste Vorsicht geboten, da starke Chlorkonzentrationen giftig sind und zum Verbrennen der Schleimhäute, Atemwege und Lunge führen können.

In menschlichen Körper kommt es nur in ungefährlichen Verbindungen, die Chloride genannt werden, vor. Die bekannteste Verbindung ist Natriumchlorid, das Kochsalz.

Eine wichtige Aufgabe kommt Chlor bei der Regulierung des osmotischen Drucks der Körperflüssigkeiten zwischen den Zellen zu. Hier wirkt Chlor in erster Linie extrazellulär, d. h. außerhalb der Zellen. Nährstoffe werden in die Zellen weitergeleitet und Zellmüll aus den Zellen abtransportiert.

Chloride sind außerdem für die Bildung der roten Blutkörperchen und den Aufbau eines gesunden pH-Wertes im Magensaft wichtig. Ist der Magensäurewert im Gleichgewicht, werden Nährstoffe wie Eiweiß, Calcium und Eisen besser verwertet und Bakterien und Parasiten im Dünndarm abgetötet. Ein Chloridmangel kann Darmstörungen wie Blähungen und Durchfall, Wachstumsstörungen und Muskelschwäche zur Folge haben. Dieser Mangel kann aber durch den hohen Salzgehalt der heutigen Lebensmittel ausgeglichen werden, denn Salz dient als Hauptquelle für das Chlorid. Starkes Schwitzen (Schweiß besteht in der Hauptsache aus Natriumchlorid), länger andauerndes Erbrechen, Durchfall und Nierenfunktionsstörungen können Ursachen für einen vorübergehenden Chloridmangel sein, der sich aber schnell durch Nahrung wieder ausgleichen lässt.

Vorsicht ist eher bei einer Überdosis an Chlorid angeraten. Der Kochsalzkonsum ist bei vielen Menschen zu hoch. Das versteckte

Kochsalz findet sich vor allem in Schinken, Käse und Konserven, die oft die 250fache Salzmenge wie das ursprüngliche Gemüse enthalten. Beim Kochen sollte deshalb auf einen sparsamen Umgang mit Kochsalz geachtet werden. Eine interessante geschmackliche Alternative können Kräuter, Sprossen und Gewürze sein. Hier sind der Phantasie keine Grenzen gesetzt.

Der Höchstwert für den täglichen Salzkonsum liegt bei 5 g. Das entspricht 3 g Chlorid. Ein ständiger Überschuss an Chloriden senkt die Vitamin-E-Konzentration im Körper.

Lebensmittel (100 g verzehrbarer Anteil)	Chlor-Gehalt
Kasseler	5609 mg
Matjeshering	3900 mg
Lammfleischsalami	3510 mg
Thunfisch in Öl	2900 mg
Leberkäse	2880 mg
Bierschinken	1750 mg
Camembert 30 %	1750 mg
Cornflakes	1700 mg
Roggen-Knäckebrot	1600 mg
Edamer 30 %	1250 mg
Roggenvollkornbrot	1020 mg

Personengruppe	Tagesbedarf
Kinder und Jugendliche	0,9–2,8 g
Erwachsene	3 g
Schwangere und stillende Frauen	4–5 g

Kalium

Kalium kommt im Gegensatz zu Natrium zu 90 % innerhalb der Zellen vor. Es erhält den Flüssigkeitsausgleich und Nährstofftransport zwischen und innerhalb der Zellen aufrecht. Um es in der Zelle zu fixieren, muss der menschliche Organismus ausreichend mit Magnesium versorgt sein. Außerdem steuert Kalium die Reizleitung zwischen Muskel- und Nervenzellen. Hierdurch wird eine kontrollierte Muskelkontraktion möglich – lebenswichtig für eine regelmäßige Herztätigkeit. Auch die Umwandlung von Zucker (Glukose) in Energie ist ohne Kalium undenkbar. Kalium aktiviert zahlreiche Enzyme, die für diese Prozesse im Körper zuständig sind.

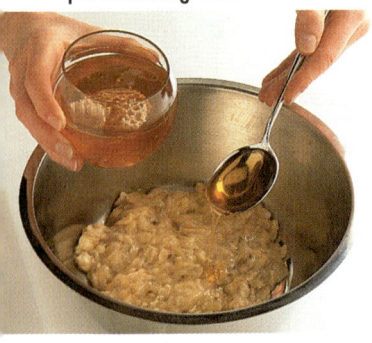

Studien mit Honig, der ein hervorragender Kaliumspender ist, haben ergeben, dass Kalium Bakterien abtötet. Das liegt an seiner Eigenschaft, den Bakterien die Feuchtigkeit zu entziehen, die sie zum Gedeihen benötigen.

90 % des aufgenommenen Kaliums werden über die Nieren ausgeschieden; die restlichen 10 % über den Darm. So kann es bei einem Nierenleiden aufgrund von Ausscheidungsdefekten zu einer Kaliumvergiftung kommen. Symptome können Krämpfe, Lähmungen, Kreislaufkollaps und Herzrhythmusstörungen sein.

Eine Überdosis an Kalium, verursacht durch kaliumreiche Lebensmittel, ist beim gesunden Menschen allerdings unwahrscheinlich. Lediglich Kaliumpräparate in Form von Dragees, Kapseln, Tabletten oder Granulat können bei übertriebener Einnahme zu Übelkeit, Sodbrennen, Blähungen und Durchfall führen.

Ein Kaliummangel infolge von Fehlernährung tritt selten auf. In unseren Nahrungsmitteln ist Kalium in der Regel reichlich vorhanden.

Bestimmte Umstände können jedoch die Kaliummenge im Organismus so weit reduzieren, dass Mangelerscheinungen auftreten:

- Starkes Erbrechen, Durchfall und Stress können einen vorübergehenden Mangel erzeugen.
- Arzneimittel, die Kalium aus dem Körper ausschwemmen, z. B. Kortison, Herzmittel, Mittel gegen Bluthochdruck und vor allem Abführmittel.
- Leistungssportler scheiden über den Schweiß wichtige Elektrolyte, die u. a. Kalium enthalten, aus. Gerade aber damit die Muskeln diese sportlichen Höchstleistungen bewältigen können, ist Kalium extrem wichtig.
- Übermäßiger Salzkonsum bringt das Gleichgewicht zwischen Kalium und Natrium – das Verhältnis sollte 1:1 betragen – durcheinander. Ebenso verhält es sich mit einem Natriummangel.

Symptome für Kaliummangel sind Schwindel, geistige Verwirrung, Muskelschwäche, Übelkeit, Verstopfung, Herzmuskelschwäche, niedriger Blutdruck und Wasseransammlungen unter der Haut (so genannte Ödeme).

Lebensmittel (100 g verzehrbarer Anteil)	Kalium-Gehalt
Sojabohnen, frisch	1750 mg
Paprika	1660 mg
Weizenkleie	1390 mg
Zwiebeln	1040 mg
Linsen	810 mg
Sauerkraut	744 mg
Orangensaft, frisch gepresst	674 mg
Datteln	650 mg
Spinat	640 mg
Trüffel	526 mg
Avocado	503 mg
Fenchel	494 mg
Grünkohl	490 mg
Forelle	466 mg
Kartoffeln	440 mg
Gans	420 mg
Makrele	396 mg
Banane	382 mg
Pfifferlinge	367 mg

Personengruppe	Tagesbedarf
Säuglinge	450–650 mg
Kinder	1000–2000 mg
Jugendliche und Erwachsene	3000–4000 mg

Magnesium ist im Pflanzenreich weit verbreitet. Es ist ein wichtiger Baustein für die Chlorophyllbildung und daher für die Pflanze lebensnotwendig. Magnesium ist aber auch für den menschlichen Organismus unverzichtbar. Zusammen mit Phosphor und Calcium ist es größtenteils in den Knochen enthalten. Der Rest ist Bestandteil von Körperzellen, Muskeln und roten Blutkörperchen.

Mehr als 300 Enzyme werden durch Magnesium aktiviert. Diese leiten alle chemischen Reaktionen im Körper ein, z. B. den Protein- und Kohlenhydratstoffwechsel. Auch Nerven und Muskeln entwickeln ihr geniales Zusammenspiel mit Hilfe von Magnesium, so z. B. bei der Muskelkontraktion.

Magnesium wird einerseits für die Bildung von Stresshormonen wie Adrenalin benötigt, andererseits wirkt es schädlichen stressbedingten Überreaktionen des Körpers entgegen. So kann ein regelrechter Teufelskreis entstehen, wenn in Stresssituationen Magnesium »verbraucht« wird, was dann wiederum zu verstärkten Stressreaktionen führt.

Magnesium hilft beim Aufbau von Knochen und Sehnen, ist an der Kalkverwertung beteiligt und steuert die Blutgerinnung. Gleichzeitig senkt dieser Mineralstoff den Blutfettspiegel und sorgt für eine bessere Verwertung von Sauerstoff in den Zellen. Durchschnittlich enthält unsere Nahrung ausreichend Magnesium, um den Tagesbedarf zu decken. Aber die Verwertbarkeit von Magnesium im Körper hängt von der Zusammensetzung der Nahrung ab. Zu fett-, natrium-, sowie calciumreiche Kost hemmt

27

die Aufnahme von Magnesium. Auch zu viel Phosphat durch phosphathaltige Getränke (z. B. Cola) und Speisen vermindern die Verwertbarkeit von Magnesium. Unter besonderen Umständen erhöht sich der Magnesiumbedarf enorm, z. B. bei starker körperlicher Belastung, Alkoholmissbrauch und Durchfall. Heranwachsende und schwangere Frauen decken ihren Mehrbedarf durch einen erhöhten Verbrauch von Kalorien.

Magnesiummangel kann folgende Beschwerden verursachen: Schlafstörungen, Gereiztheit, Krämpfe, Müdigkeit, Depressionen, Muskelzuckungen, Migräne, Übelkeit, Erbrechen, verminderte Blutgerinnung und Zahnverfall.

Schäden durch Magnesiumüberschuss sind bei gesunden Nieren, die überschüssiges Magnesium ausspülen, relativ unwahrscheinlich. Bei eingeschränkter Nierenfunktion können Magnesiumpräparate jedoch Übelkeit, Erbrechen und sogar Lähmungserscheinungen und nachlassende Blutgerinnung auslösen.

Ein Tipp: Achten Sie beim Kauf von Gemüse unbedingt auf dessen Herkunft. Stark säurehaltige Böden entziehen den Pflanzen Magnesium – im Extremfall hat das die Zerstörung der Pflanze zur Folge. Besonders das Grundnahrungsmittel Getreide wird häufig auf ausgelaugten, magnesiumverarmten Ackerböden angebaut, was magnesiumarme Pflanzen zur Folge hat.

Lebensmittel (100 g verzehrbarer Anteil)	Magnesium-Gehalt
Kürbiskerne	534 mg
Leinsamen	350 mg
Sesamsamen	347 mg

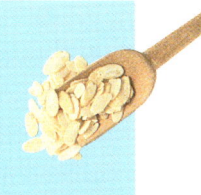

Cashewkerne	260 mg
Weizenkeime	253 mg
Sojabohnen	220 mg
Mandeln	170 mg
Hirse	170 mg
Bohnen, gegart	165 mg
Naturreis	157 mg
Kichererbsen	154 mg
Vollkorn-Haferflocken	138 mg
Grünkern	130 mg
Hafer	128 mg
Weizen	128 mg
Roggen	120 mg

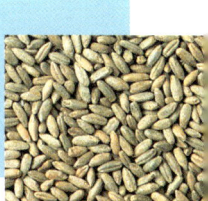

Personengruppe	Tagesbedarf
Kinder	80–310 mg
Jugendliche und Erwachsene	300–400 mg
Schwangere Frauen	400 mg
Stillende Frauen	450 mg
Ältere Menschen	500 mg

Natrium

Natrium kommt in der Natur überwiegend in gebundener Form als Natriumchlorid, besser bekannt als Kochsalz, vor. Kochsalz enthält Natrium und Chlorid im Verhältnis 40:60. In Abstimmung mit Kalium regelt Natrium den osmotischen Druck außerhalb der

Körperzelle. Kochsalz regt den Speichelfluss an und ist damit an der Kohlenhydratverdauung beteiligt.

Mit dem natürlichen Natriumanteil in den Lebensmitteln wird der tägliche Bedarf von ca. 1,2 g Natrium (entspricht ca. 3 g Natriumchlorid) mehr als gedeckt. Wer nicht gerade Leistungssportler ist und durch regelmäßiges Training große Mengen Schweiß verliert, sollte auf eine zusätzliche Anwendung des Salzstreuers verzichten. Eine raffinierte Alternative zum Salz sind Kräuter und

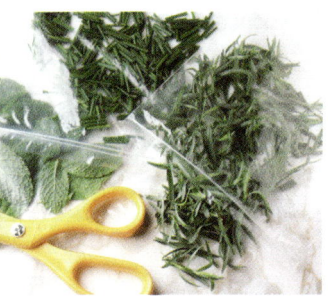

Gewürze, die eine Speise besonders schmackhaft und abwechslungsreich gestalten können. So können Kräuter wie Thymian, Ingwer, Rosmarin, Nelken und Gewürze wie Koriander, Curry und Pfeffer der Speise den letzten Pfiff verleihen.

Zu hoher Salzkonsum kann Beschwerden wie Ödeme (krankhafte Wasseransammlung in Zellen und Geweben), Kopfschmerzen, Fieber, Haarausfall, Hautentzündungen, Nierenbeschwerden und eventuell Bluthochdruck verursachen. Bluthochdruck zählt zu den am weitesten verbreiteten Zivilisationskrankheiten. Mit ihm steigt das Risiko von vorzeitiger Gefäßverkalkung und somit Herzinfarkt und Schlaganfall.

Zusätzlich benötigt der Organismus zum Abbau von Natrium Kalium, Magnesium und Calcium. Wer zuviel Natrium zu sich nimmt, opfert diese lebenswichtigen Mineralstoffe für die Natriumentgiftung. Eine Menge von 100 g Kochsalz täglich führt zu einer Kochsalzvergiftung.

Ernährungsbedingter Natriummangel dürfte in den Industriestaaten eher unwahrscheinlich sein. Stattdessen haben die Nieren eher mit einem Natriumüberschuss zu kämpfen. Sie sorgen dafür, dass alle wichtigen Nährstoffe in optimaler Zusammensetzung im Blut konzentriert sind und scheiden überschüssiges Natrium aus. Gleichzeitig wird damit aber auch das lebenswichtige Kalium ausgeschieden, was bei der täglichen Aufnahme von zu viel Kochsalz verheerende Kaliumverluste nach sich ziehen kann.

Kochsalzverluste treten in erster Linie durch anhaltendes Erbrechen oder starke Durchfälle auf. Auch starkes Schwitzen (z. B. durch starke körperliche Betätigung bei heißem Wetter) kann zu Natriummangel führen. Symptome wie Kreislaufstörungen, Muskelkrämpfe, nervöse Störungen, leichte Apathie bis hin zu schweren Nierenstörungen bedingt durch Austrocknung können die Folge sein. Auch ein Sonnenstich ist häufig nach Salzverlust zu beobachten. Hier schafft ein Glas Wasser mit Salztabletten schnell Abhilfe.

Lebensmittel (100 g verzehrbarer Anteil)	Natrium-Gehalt
Kassler	4390 mg
Matjeshering	2500 mg
Oliven, grün, mariniert	2100 mg
Thunfisch in Öl	1890 mg
Blauschimmelkäse 50 %	1400 mg
Wiener Würstchen	1190 mg
gekochter Schinken	1050 mg
Cornflakes	938 mg

Lebensmittel (100 g verzehrbarer Anteil)	Natrium-Gehalt
Bierschinken	753 mg
Mayonnaise 80 %	702 mg
Emmentaler, Gouda, Edamer	700 mg
Chips	450 mg
Sellerie, Radieschen	130 mg
Vollmilch	50 mg

Personengruppe	Tagesbedarf
Säuglinge	100–300 mg
Kinder und Jugendliche	1000–2000 mg
Erwachsene	2000–3000 mg

Phosphor

Phosphor ist einer der wichtigsten Bausteine lebender Zellen und nach Calcium der Mineralstoff mit der höchsten Konzentration im Körper – beim erwachsenen Menschen durchschnittlich 700 g. Zusammen mit Calcium bildet Phosphor den Knochenzement Hydroxylapatit, die Grundlage für Knochen und Zähne. Calcium und Phosphor sollten im Körper im Verhältnis 1:1,5 vorliegen. Dann ist gewährleistet, dass Calcium verwertet werden kann. Eine Überdosis Phosphor verhindert die Calciumverwertung. Die beiden Mineralstoffe werden dann als Calciumphosphat ausgeschieden, und der Körper zieht das ihm fehlende Calcium aus dem Skelett. Die Folge können Krankheiten wie Osteoporose, Arthrose,

Gefäßerkrankungen, Verkalkung der Nieren u. Ä. sein.

Phosphor transportiert eine Vielzahl von Substanzen durch die Zellmembran. Ohne Phosphor kann beispielsweise Calcium nicht im Körper verwertet werden, und Cholesterin kann ohne Phosphor nicht in die Zellschutzschicht eindringen.

Die Hauptaufgabe von Phosphor im menschlichen Organismus liegt im Energiestoffwechsel. Hinzu kommt noch die Vermittlung von Nervenimpulsen, beispielsweise Emotionen, als chemische Reaktionen über die Nerven- und Gehirnzellen, die ohne Phosphatverbindungen nicht gewährleistet ist. So ist es nicht verwunderlich, dass das Gehirn einen hohen Phosphorgehalt aufweist. Darüber hinaus ist es als Träger und Vermittler von Erbanlagen Baustein der Nukleinsäure (Grundsubstanz der Vererbung) und greift auch in den Eiweiß- und Fettstoffwechsel ein.

Phosphormangel ist ein eher seltenes Phänomen. Bei den heutigen Ernährungsgewohnheiten ist die Zufuhr an Phosphor in der Regel eher zu hoch. Wird allerdings Aluminium, Magnesium und Calcium im Übermaß aufgenommen, kann dies die Phosphoraufnahme um mehr als die Hälfte senken. Bei Phosphormangel kann es zu Abmagerung, weichen und zerbrechlichen Knochen, Apathie bis hin zu schweren Schwächezuständen und geistigem Verfall kommen.

Vielen Lebensmitteln werden Phosphate zugesetzt: Fleisch und Wurst als Verbesserung des Wasserbindungs- und Safthaltevermögens, Schmelzkäse als Stabilisator, Pudding als Verdickungsmittel, Backwaren als Lockerungsmittel, Backpulver als Säureträger, coffeinhaltigen Getränken als Säurungsmittel usw. Wiederholt waren diese Zusätze Gegenstand kontroverser Diskussionen.

Eine hohe Aufnahme von Phosphat soll Verhaltensstörungen bei Kindern hervorrufen; Konzentrationsschwäche, Aggressivität und Osteoporose (auch Cola-Osteoporose genannt) können weitere Symptome sein.

Achten Sie deshalb beim Einkauf darauf, dass Sie möglichst phosphatfreie Lebensmittel kaufen. Bei Fleischerzeugnissen muss der Zusatz durch die Angabe »mit Phosphat« kenntlich gemacht werden. In der Zutatenliste verpackter Lebensmittel erscheint der Klassenname für die Art der Verwendung und die genaue Bezeichnung der E-Nummer des jeweiligen Phosphats.

Lebensmittel (100 g verzehrbarer Anteil)	Phosphor-Gehalt in
Kürbiskerne	1144 mg
Weizenkleie, -keime	1000–1100 mg
Parmesan	951 mg
Schmelzkäse 20 %	940 mg
Emmentaler 45 %	636 mg
Sojabohnen	590 mg
Weißwurst	460 mg
Kichererbsen	406 mg
Weizen	406 mg
Thunfisch	380 mg
Leber (Rind, Schwein)	350 mg
Vollkorngetreide	250–350 mg
Seelachs	300 mg

Personengruppe	Tagesbedarf
Säuglinge	120–400 mg
Kinder und Jugendliche	600–1000 mg
Erwachsene	800 mg
Schwangere und stillende Frauen	1200 mg

Schwefel

Schwefel ist Bestandteil der in allen Zellen vorhandenen Eiweiße. Es findet sich in menschlichen Zellen und im Nahrungseiweiß. So bezieht der Organismus den für den Stoffwechsel nötigen Schwefel ausschließlich aus Eiweißen.

Im menschlichen Körper liegt Schwefel nur in gebundener Form vor, als Bestandteil der schwefelhaltigen Aminosäuren Zystein und Methionin, die als Bausteine für Eiweiß benötigt werden.

Methionin wirkt in Vitamin B_1 und Biotin beim Schutz und der Versorgung von Nervenzellen mit. Sind die Zellen gut mit diesem Stoff versorgt, produzieren sie im Bedarfsfall schnell Stresshormone und Nervenreizstoffe (z. B. Adrenalin). Außerdem transportiert diese schwefelhaltige Aminosäure die Immunsubstanz Selen und wehrt auf diese Weise Krankheitserreger ab.

Zystein besteht ebenfalls zu einem Großteil aus Schwefel und ist damit der wichtigste Schutzstoff gegen Faltenbildung. Vor dem Angriff freier Radikale (Zellzerstörer in Elektronenform) im Bindegewebe wird es effektiv von Vitamin C geschützt.

Auch für die Bildung von Keratin ist Schwefel notwendig. Dieses für Haare und Nägel essenzielle feste Eiweiß ist Garant für glänzendes Haar und feste Fingernägel. Interessant ist, dass das Haar rothaariger Menschen den höchsten Schwefelgehalt hat.

Schwefel transportiert außerdem Zink ins Bindegewebe, das zusammen mit Vitamin C beim Aufbau von Kollagen mithilft. Das Resultat ist ein äußerst dehnbares Geflecht aus Eiweißstoffen, der Garant für eine geschmeidige Haut.

Die antibiotische (Bakterien abtötende) Wirkung von Schwefel macht sich auch die Lebensmittelindustrie zunutze. Schwefelige Säure und ihre Salze (Sulfite) sind vielen Lebensmitteln als Konservierungsmittel zugesetzt. Diese Zusatzstoffe können bei manchen Menschen Unverträglichkeiten auslösen.

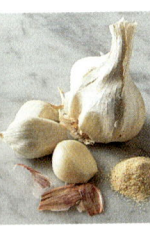

Durch den Verzehr von z. B. Brunnenkresse, Lauch, Zwiebeln und Knoblauch, die allesamt sehr schwefelhaltig sind, können Sie die antibiotische Wirkung von Schwefel leicht auch nebenwirkungsfrei für sich nutzen. Auf diese Weise zu viel aufgenommener Schwefel wird über den Harn und Stuhl ausgeschieden.

Da Schwefel in den meisten Proteinen vorkommt, ist ein Mangel bei ausreichender Eiweißzufuhr nicht zu befürchten. Wird der Bedarf jedoch trotzdem nicht gedeckt, kann das Symptome wie schlechtes Wachstum von Haaren und Nägeln, brüchige Fingernägel, stumpfes Haar, fahle Haut und eine Erkrankung an Dermatitis (Hautentzündung) zur Folge haben.

Im Zusammenhang mit Schwefel gibt es eine Reihe giftiger Verbindungen. Sauerstoff und Schwefel ergibt Schwefeldioxid. Dieser ist auch als Bestandteil des sauren Regens mitverantwortlich für das Waldsterben. Auch beim Umgang mit Schwefelsäure ist Vorsicht angeraten.

Lebensmittel (100 g verzehrbarer Anteil)	Schwefel-Gehalt
Erdnüsse	380 mg
Miesmuscheln	370 mg
Krabben	300 mg
Rotbarsch	280 mg
Parmesan	251 mg
Zuckererbsen	250 mg
Scholle	240 mg
Gouda 30 %	240 mg
Emmentaler 45 %	230 mg
Schweineleber	230 mg
Meerrettich	212 mg
Haferflocken	199 mg
Brunnenkresse	147 mg
Walnüsse	146 mg
Brokkoli	140 mg
Porree	60 mg
Knoblauch, Zwiebeln	50 mg

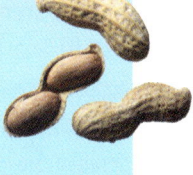
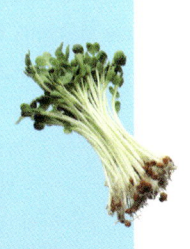

Tagesbedarf

Da der menschliche Organismus den für die Zellen und den Stoffwechsel nötigen Schwefel ausschließlich aus eiweißhaltigen Lebensmitteln bezieht, kann Schwefel nicht als eigener Lebensmittelnährstoff bezeichnet werden. Es gibt daher keine mengenmäßigen Bedarfswerte.

Spurenelemente kommen mit einer Konzentration von weniger als 0,01 % im Körper vor; sie sind nur in »Spuren« im Körper vorhanden. Trotzdem zählen diese auch Mikronährstoffe genannten Mineralstoffe zu den essenziellen, d. h. lebensnotwendigen Mineralien. Sie kommen im Körper eines Erwachsenen in Gewichtsanteilen von 1 mg bis 5 g vor und werden in Lebensmitteltabellen teilweise in millionstel Gramm (Mikrogramm = µg = 0,001 mg) angegeben.

Noch wird die Wirkung der einzelnen Elemente, die unsere Erde hervorbringt, weiter erforscht. Einige Wissenschaftler vertreten die Meinung, dass alle Mineralien – bis auf die radioaktiven – wichtig für den menschlichen Körper sind.

Chrom

Chrom zählt wie Vitamin B_{12} und Jod zu den Mineralstoffen, die von unserem Körper nur in verschwindend geringer Konzentration benötigt werden. Bereits etwa 100 µg genügen, um den Organismus mit diesem wichtigen Spurenelement zu versorgen.

Eine Hauptaufgabe von Chrom besteht in der Bildung des Glukosetoleranzfaktors (GTF), der Einfluss auf die Wirkung von Insulin nimmt. Insulin ist wesentlich für eine reibungslose Zucker- und Kohlenhydratverwertung. Es reguliert den Einbau von Glukose in die Zellen, wodurch der Blutzuckerspiegel im Gleichgewicht gehalten wird. Außerdem beeinflusst Insulin den Fettspiegel im Blut, weshalb Chrom auch für die Blutfettwerte mitverantwortlich gemacht wird. Schließlich hat der Insulingehalt auch Auswirkungen auf die Leistungsfähigkeit der Nerven.

Die Konzentration von Insulin im Blut sagt nichts über die Menge an Chrom in den Zellen aus. Da ein gesunder erwachsener Mensch nur 0,2 millionstel Gramm Chrom über den Urin ausscheidet, ist der Chromanteil im Gewebe kaum feststellbar.

Mit zunehmendem Alter sinkt die Chromaufnahme des Körpers. So haben Menschen ab 40 Jahre vermehrt Probleme mit dem Blutzuckerspiegel; es entsteht der so genannte Alterszucker.

Gerade bei dieser Art von *Diabetes mellitus,* aber auch bei jugendlicher Zuckerkrankheit hat man eine steigende Insulinausscheidung durch Zufuhr von besonders chromreicher Nahrung über einen längeren Zeitraum hinweg beobachtet; die Zuckerunverträglichkeit verbessert sich. Der Grund für anhaltenden Unterzucker muss aber nicht unbedingt ein Chrommangel sein. Eine erkrankte Bauchspeicheldrüse oder ständige Fehlernährung kann sich gleichermaßen auswirken.

Einfachzucker und Weißmehl in der Nahrung (Weißbrot, Kuchen, Gebäck, Süßigkeiten, zuckerhaltige Getränke) schwemmen Chrom über den Urin aus.

Chrom ist außerdem wichtig für das Funktionieren von Hornhaut und Linse. Ist zu wenig Chrom im Körper vorhanden, kann es zu einer Hornhaut- und Linsentrübung kommen.

Eine zu geringe Konzentration von Chrom verursacht häufig Symptome wie Müdigkeit, innere Unruhe, erhöhte Reizbarkeit, Konzentrationsstörungen, Kopfschmerzen, Gier nach Süßem und krankhafte Fettsucht. Auch erhöhte Cholesterinwerte wurden in diesem Zusammenhang bereits beobachtet. Dieser Umstand begünstigt wiederum die Bildung von Arteriosklerose, der Verkalkung der Arterien.

Eine von der Nahrung verursachte Überdosierung von Chrom ist absolut unschädlich; der Körper scheidet den Überschuss aus. Außerdem ist eher der Mangel an diesem essenziellen Spurenelement das Problem, denn in industriell gefertigter Nahrung kommt Chrom nur noch in sehr geringen Mengen vor.

Lebensmittel (100 g verzehrbarer Anteil)	Chrom-Gehalt
Schwarzer Tee	110 µg
Diverse Käsesorten	95 µg
Weizenvollkornbrot	49 µg
Weißbrot	37 µg
Kartoffeln	33 µg
Mais	32 µg
Datteln, getrocknet	29 µg
Blütenhonig	29 µg
Mais	32 µg
Roggen	25 µg
Haselnüsse	14 µg
Rindfleisch	14 µg
Heidelbeeren	10 µg

Tagesbedarf

Der Chrombdarf schwankt zwischen 80 und 200 µg pro Tag. Schwangere und stillende Frauen benötigen etwas mehr.

Eisen

Als Baustein des roten Blutfarbstoffs Hämoglobin ist Eisen wichtig für die Blutbildung und den Sauerstofftransport im Blut. Im Knochenmark werden ca. 2½ Millionen rote Blutkörperchen pro Sekunde produziert und mit Eisen angereichert.

Bei jedem Atemzug sammelt sich Sauerstoff in der Lunge und muss von ca. 25 Billionen roten Blutkörperchen abgeholt und an alle Körperzellen herangetragen werden. Der Sauerstoff kann von den roten Blutkörperchen aber nur mit Hilfe von Eisen aufgenommen werden.

Ein großer Teil des Eisenangebotes aus der Nahrung wird über den Darm wieder ausgeschieden, die verbleibenden 10 %, die der Körper verwertet, werden allerdings sehr gut ausgenutzt: Nach 120 Tagen sterben die roten Blutkörperchen ab; das dort eingelagerte Eisen wird zur Bildung neuer Zellen verwendet.

Trotzdem ist ein Eisenmangel nicht selten. Die Mehrheit der Frauen weist einen Mangel auf, bedingt durch den Blutverlust während der Menstruation. Aber auch Vegetarier sind oft von Eisenmangel betroffen, da Eisen aus pflanzlichen Lebensmitteln schlechter aufgenommen wird als aus tierischen, weil es dort in Form von unlöslichen Salzen vorliegt. Achtet man aber darauf, dass eine eisenhaltige Mahlzeit mit einem Vitamin-C-haltigen Nahrungsmittel, beispielsweise einem frisch gepressten Orangensaft o. Ä., angereichert wird, verbessert sich die Aufnahme des Eisens durch den Organismus.

Der Eisenwert lässt sich heutzutage über ein Blutbild exakt bestimmen. Wer aufgrund von Eisenmangel an einer Verminderung der roten Blutkörperchen und als Folge daraus an Sauerstoffmangel im Organismus leidet, dem kann durch einen Aufenthalt in Höhenluft geholfen werden. Die Luft in höheren Lagen enthält weniger Sauerstoff, was den Organismus zur vermehrten Produktion von roten Blutkörperchen anregt. Diese schleusen dann entsprechend mehr Sauerstoff durch den Kreislauf.

Aber nicht jeder kann mal eben kurz Höhenluft schnuppern, um seinen Organismus mit Sauerstoff zu versorgen. Ein Eisenmangel kann auch über Eisenpräparate ausgeglichen werden, der dann eventuell entstehende Überschuss wird über den Darm mit dem Stuhl ausgeschieden (schwarzer Stuhl).

Dass Spinat besonders eisenhaltig ist, ist allgemein bekannt. Im Spinat ist Eisen jedoch an Oxalsäure (giftige organische Säure) gebunden, weshalb es im Körper nicht verwertet werden kann.

Deutliche Symptome für einen Eisenmangel sind Konzentrationsschwierigkeiten, Leistungsschwäche, Appetitlosigkeit, Unlust, Kopfschmerzen, Schwindel, brüchige Fingernägel, Einrisse in den Mundwinkeln und Blässe.

Lebensmittel (100 g verzehrbarer Anteil)	Eisen-Gehalt
Thymian	21,9 mg
Schweineleber	15,8 mg
Kürbiskerne	11,0 mg
Sesamsamen	10,0 mg
Sprossen	9,0 mg

Hirse	9,0 mg
Fischfilet, gebacken	8,5 mg
Sojabohnen	8,5 mg
Dicke Bohnen	8,2 mg
Sauerampfer	8,0 mg
Linsen	7,5 mg
Hafer	5,8 mg
Miesmuscheln	5,8 mg
Vollkorn-Haferflocken	4,6 mg

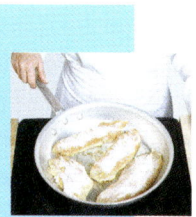

Personengruppe	Tagesbedarf
Männliche Jugendliche	12 mg
Weibliche Jugendliche	15 mg
Männliche Erwachsene	10 mg
Weibliche Erwachsene	15 mg
Ältere Menschen	10 mg
Schwangere Frauen	30 mg
Stillende Frauen	20 mg

Fluor

Fluor ist im Körper nur in Form seiner Salze, der Fluoride, wirksam. Diese sind in erster Linie bekannt wegen ihrer Wirksamkeit auf Skelett und Zähne, da sie den Zahnschmelz und die Knochen härten. Es wird vermutet, dass Fluor die säurebildenden Bakterien hemmt und damit der Bildung von Karies entgegenwirkt. Wenn man sich unzureichend die Zähne putzt, entstehen Beläge auf den Zähnen. Bereits 1 g dieses Belags enthält bis zu 300 Millionen Bakterien, die vergärbaren Zucker in Säure umwandeln. Diese Säure frisst dann regelrechte Löcher in die Zähne, die einen Zahnarztbesuch unausweichlich machen.

Außerdem kommen Fluor weitere wichtige Aufgaben zu: es verbessert die Eisenaufnahme und beeinflusst das Wachstum von Muskeln, Haaren und Haut.

Ein Fluormangel kann besonders bei Kindern Karies hervorrufen. Bei älteren Frauen ist in diesem Zusammenhang bereits eine Erkrankung an Osteoporose (Knochenentmineralisierung) – die Knochen verlieren ihre Festigkeit, wodurch es schnell zu komplizierten Brüchen kommt – und bei Männern an Arteriosklerose (Arterienverkalkung) festgestellt worden. Schließlich verschlechtert ein Fluormangel die Aufnahme von Jod und Chlor in den Körper, was den Hormon- und Enzymhaushalt aus dem Gleichgewicht bringt, Übelkeit und Erbrechen auslöst.

Die Beobachtung, dass in Gebieten mit fluorhaltigem Trinkwasser diese Erkrankungen seltener auftreten, führten zu einer Fluoranreicherung des Trinkwassers, wie es auch in einigen anderen Ländern schon praktiziert wurde. In Deutschland löste dies eine jahrelange kontroverse Diskussion aus, denn bis heute fehlt der Nachweis, dass Fluor völlig unschädlich ist. Bei sehr hohen Fluorkonzentrationen im Körper kann es sogar zu Knochenverformungen bis hin zur Verkrüppelung kommen. Außerdem wurden in den Gebieten mit sehr fluorhaltigem Wasser – das Wasser hat teilweise einen höheren Fluorgehalt als die in anderen Gebieten zugesetzte Fluormenge – Depigmentierungen der Zähne beobachtet. Es bildeten sich als Zeichen einer Fluorvergiftung weiße oder braune Flecken auf den Zähnen, die nicht mehr verschwanden. Überdies gibt es rechtliche Bedenken, denn die Kollektiv-Fluoridierung stellt einen staatlichen Eingriff in das Grundrecht dar, über die Aufnahme von Nahrung, Nahrungszusätzen und Arzneimitteln selbst zu bestimmen.

Lebensmittel (100 g verzehrbarer Anteil)	Fluor-Gehalt
Walnüsse	733 µg
Lachs, Salm	580 µg
Sojabohnen	360 µg
Hering, Makrele	350 µg
Gerste, Graupen	233 µg
Buchweizen	170 µg
Roggenvollkornbrot	134 µg
Rindfleisch, Tartar	130 µg
Gemüse	100 µg

Personengruppe	Tagesbedarf
Kinder bis 8 Jahre	bis 1000 µg
Erwachsene	1500–4000 µg

Jod

Fast der gesamte Jodbestand des Menschen (ca. 10 mg) ist in der Schilddrüse gespeichert. Zur Aufnahme von Jod braucht die Schilddrüse Vitamin E.

Die Schilddrüse sitzt wie zwei Walnusshälften rechts und links unter dem Kehlkopf. Sie benötigt Jod für die Bildung der Hormone Trijodthyronin und Thyroxin, die die Freisetzung der Körperenergie, den Wasserhaushalt, die Körpertemperatur, den Sauerstoffverbrauch, die Entwicklung körperlicher und geistiger Fähigkeiten und die Funktion des zentralen Nervensystems regulieren.

Alle 17 Minuten hat das gesamte Körperblut die Schilddrüse einmal durchlaufen. Dort werden schädliche Keime abgetötet, Energien, die bei der Arbeit verbraucht wurden, wieder aufgebaut und nervöse Spannungen abgebaut (z. B. Reizbarkeit, Schlaflosigkeit, innere Unruhe).

Jod fungiert in der Schilddrüse als oxydierender Katalysator, der zur Verbrennung von Nahrung benötigt wird. Bei Jodmangel sammelt sich die ungenügend verbrannte Nahrung als Fett an.

In Deutschland gibt es ein Nord-Süd-Gefälle, was die Erkrankungen aufgrund von Jodmangel betrifft. Während die Küstenbewohner im Allgemeinen schon durch die salzhaltige Luft mit ausreichend Jod versorgt werden, sieht man in den Alpenregionen nicht selten Menschen mit vergrößerter Schilddrüse, dem sogenannten Kropf.

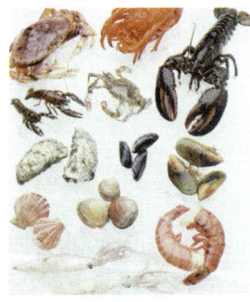

Jod ist vor allem in tierischen und pflanzlichen Meeresorganismen enthalten. Seefisch, Meeresfrüchte, Korallen, Schwämme oder Algen sollten mindestens einmal in der Woche auf dem Speiseplan stehen. Erhält der menschliche Organismus zu wenig Jod, bildet die Hirnanhangdrüse (Hypophyse) ein Hormon, das die Schilddrüse zur verstärkten Produktion anregt. Die Folge ist eine Vergrößerung der Schilddrüse, die äußerlich durch ein Anschwellen des Halses sichtbar wird, ein typisches Zeichen für den Kropf. Hinzu kommen Symptome wie trockene Haut, Müdigkeit, Potenzverlust, verlangsamter Herzschlag, mangelnde Vitalität, Neigung zu Übergewicht trotz geringer Kalorienzufuhr, ständiges Frieren und Lustlosigkeit. Bei Neugeborenen kann Jodmangel sogar zu geistigen und körperlichen Entwicklungsstörungen führen, die in der Hälfte der Fälle Taubheit zur Folge haben.

Tipp: Verwenden Sie jodiertes Speisesalz zur Speisenzubereitung und Lebensmittel, die mit jodiertem Speisesalz hergestellt sind.

Ein Zuviel an Jod über die Nahrung ist für den Organismus kein Problem. Es wird über die Nieren ausgeschieden. Mit Jodpräparaten sollten Sie jedoch vorsichtig sein. Halten Sie sich genau an die vom Arzt verordnete Dosierung. Schon das 10fache der normalen Dosis kann Fieber, Nervosität, Hautentzündungen, Juckreiz, brennende Augen und Kopfschmerzen hervorrufen.

Liegt eine Schilddrüsenüberfunktion vor – die Schilddrüse produziert zu viele Hormone –, kann Nervosität, Reizbarkeit, Gewichtsverlust trotz hoher Kalorienzufuhr, schlechter Schlaf, Durchfall und starkes Schwitzen die Folge sein.

Lebensmittel (100 g verzehrbarer Anteil)	Jod-Gehalt
Lebertran	840 µg
Schellfisch	243 µg
Seelachs (Köhler)	200 µg

Lebensmittel (100 g verzehrbarer Anteil)	Jod-Gehalt
Scholle	190 µg
Miesmuscheln	130 µg
Krabben	130 µg
Austern	60 µg
Feldsalat	bis 60 µg
Spinat	20 µg
Champignons	18 µg

Personengruppe	Tagesbedarf
Säuglinge 0–4 Monate	50 µg
Säuglinge 4–12 Monate	80 µg
Kinder 1–9 Jahre	100–140 µg
Jugendliche und Erwachsene	180–200 µg
Schwangere Frauen	230 µg
Stillende Frauen	260 µg
Ältere Menschen	180 µg

Kobalt

Die Gesundheit des Menschen ist oft abhängig von der Beschaffenheit seines Blutes, insbesondere von der Anzahl der roten Blutkörperchen. Ist diese zu niedrig, spricht man von Blutarmut.
Zur Bildung roter Blutkörperchen benötigt der Organismus vor allem Vitamine und Mineralstoffe, die größtenteils durch die Nahrung zugeführt und von den Darmwänden aufgenommen wer-

den. Somit ist der Grund für eine Blutarmut häufig in einer Fehlernährung oder einer gestörten Darmtätigkeit zu finden.

In Präparaten, die zur Bekämpfung der Blutarmut eingesetzt werden, ist Kobalt von besonderer Bedeutung. Es ist unersetzlich für die Produktion roter Blutkörperchen und für die Aktivierung von Enzymen; und das vor allem als Kern des lebenswichtigen Vitamins B_{12}, das auch Cobalamin genannt wird. Mit Hilfe von Kobalt produzieren die so genannten Milchsäurebakterien fleißig Vitamin B_{12} im Darm.

Die regelmäßige Einnahme von Abführmitteln beispielsweise zerstört das Gleichgewicht in der Darmflora. Die Milchsäurebakterien sind dann kaum noch lebensfähig. Und Medikamente wie Antibiotika und Sulfonamide (antibakteriell wirksames Heilmittel gegen Infektionskrankheiten) vernichten die Milchsäurebakterien erbarmungslos.

Weitere wichtige Rollen fallen Kobalt im Eiweiß-, Fett- und Kohlenhydratstoffwechsel zu. Zusätzlich beeinflusst es den Jodgehalt der Schilddrüse und erhöht die Eisenaufnahme ins Blut.

Ein Mangel an Kobalt ist immer verbunden mit einem Vitamin-B_{12}-Mangel und führt zu Blutarmut, mangelhafter Magensäurebildung, nervösen Störungen bis hin zu schweren Lähmungserscheinungen. Zu hohe Kobaltkonzentrationen im Körper können zu einer Vergrößerung der Schilddrüse, Herzschwäche, ständiger Müdigkeit, Blässe, Durchfall und einem Taubheitsgefühl in den Gliedmaßen führen. Allerdings sind solche durch Kobalt verursachte Vegiftungen äußerst selten.

Lebensmittel (100 g verzehrbarer Anteil)	Kobalt-Gehalt in
Erdnüsse, geröstet	37,0 µg
Birne	15,0 µg
Rinderleber	10,5 µg
Walnüsse	9,5 µg
Hafer	8,5 µg
Weißkohl	8,0 µg
Rotkohl	7,0 µg
Gerste	6,8 µg
Milchschokolade	6,0 µg
Kopfsalat	5,4 µg
Brokkoli	5,0 µg

Tagesbedarf

Der menschliche Körper benötigt pro Tag ungefähr 3 µg Vitamin B_{12}. Bei schwangeren und stillenden Frauen ist der Bedarf leicht erhöht; sie sollten 3,5–4 µg Vitamin B_{12} zu sich nehmen. Da Kobalt nur in verschwindend geringen Mengen benötigt wird, ist der genaue Bedarf noch nicht bekannt.

Kupfer

Kupfer ist unerlässlich zum Aufbau körpereigener Abwehrstoffe, jener Immunstoffe, die Krankheitserreger unschädlich machen können. Antikörper besitzen einen Kern aus Kupfer. Neben der Infektabwehr ist Kupfer auch am Aufbau der roten Blutkörperchen beteiligt. Es fördert die Aufnahme von Eisen aus dem Dünndarm.

Außerdem enthalten viele wichtige Enzyme Kupfer:

- Dazu gehört besonders das Atmungsenzym.
- Die Bindegewebszellen scheiden ein Kupferprotein aus, das hilft, die Blutgefäße elastisch zu halten.
- Der Pigmentstoffwechsel, z. B. das Farbpigment, das für die Bräunung der Haut zuständig ist, wird durch ein Kupferenzym gesteuert.
- Das Enzym, das zur Umwandlung von Dopamin in Noradrenalin und zur Herstellung von Adrenalin gebraucht wird, enthält Kupferatome. Dopamin ist ein Nervenreizstoff, der zuständig ist für heitere und harmonische Stimmungen; er ist die Vorstufe von Noradrenalin. Noradrenalin sorgt für optimistische Begeisterung und Glücksgefühle, und Adrenalin ist das Stresshormon im Körper.

Kupfer hat noch weitere Aufgaben im Organimus:

- Zusammen mit Zink ist Kupfer an der Bekämpfung freier Radikale beteiligt. Freie Radikale bestehen aus einem oder mehreren ungepaarten Elektronen und neigen deshalb dazu, Zellen zu schädigen oder sogar zu zerstören, um diesen unstabilen Zustand auszugleichen.
- Kupfer wirkt entkrampfend.
- Kupfer ist am Abbau überschüssiger Hormone, z. B. Histamin, einem Eiweißstoff, der Schwellungen und Rötungen bei Entzündungen hervorruft, beteiligt.
- Kupfer steigert den Geschmackssinn der Zunge.

Kupfermangel kann durch eine verminderte Hämoglobinbildung zu Anämie (Blutarmut) führen. Außerdem kann er wegen des gestörten Pigmentstoffwechsels ein vorzeitiges Ergrauen und eine Depigmentierung der Haut zur Folge haben. Menschen mit einer Pigmentstörung (Albinos) leiden an Kupfermangel. Andere Symptome sind Atembeschwerden, Wachstumsstörungen, Haarausfall, ein geschwächtes Immunsystem, Magersucht, Neigung zu Hautentzündungen, Knochenveränderungen, Eiweißmangel und Herzgefäßleiden. Da Kupfer außerdem am Aufbau und der Erneuerung der Myelinschicht der Nervenzellen beteiligt und auch verantwortlich für den Feuchtigkeitsgehalt dieser Schicht ist, wird aufgrund von Kupfermangel diese Schicht dünner. Das Ergebnis können »blanke Nerven«, Nervenentzündungen und sogar der Gewebetod im Nervengewebe sein.

Bei einer ausgewogenen Ernährungsweise ist ein Kupfermangel relativ selten. Allerdings ist der Kupfergehalt in Getreide, Gemüse und Obst abhängig von dem Mineralstoffgehalt des Bodens, auf dem sie gewachsen sind. Deshalb ist auch die Kupferkonzentration in der Kuhmilch abhängig von der Bodenbeschaffenheit. Besteht der Weidegrund der Kühe beispielsweise aus leichtem, sandigem Boden, ist er oft besonders kupferarm.

Interessant ist auch die Beobachtung, dass vor einem Herzinfarkt der Kupferspiegel sinkt und der Zinkspiegel ansteigt.

Ist die Konzentration von Kupfer im Körper zu hoch, können Verhärtungen der Blutgefäße, Bluthochdruck und Nierenversagen die Folge sein. Kupfer kann sich dann in den Gehirnzellen festsetzen und nervöse Störungen, psychische Beschwerden und Erbrechen verursachen.

Lebensmittel (100 g verzehrbarer Anteil)	Kupfer-Gehalt in
Sesamsamen	4082 µg
Leber	3600–7600 µg
Kokosnuss	300–7000 µg
Cashewkerne	3700 µg
Jakobsmuscheln	3600 µg
Bierhefe	3320 µg
Kaffee, geröstet	3000 µg
Sonnenblumenkerne, geschält	2800 µg
Austern	2500 µg
Weizenvollkornbrot	2300 µg
Hagebutte	1800 µg
Weizenkleie	1550 µg
Emmentaler 45 %	1170 µg

Personengruppe	Tagesbedarf
Kinder	1000–2000 µg
Jugendliche u. Erwachsene	1500–3000 µg

Mangan

Mangan beeinflusst den Zuckerstoffwechsel und die Insulin-produktion in der Bauchspeicheldrüse. Eine weitere Aufgabe hat Mangan für die Verwertbarkeit des Nervenvitamins B_1. Ebenso ist es von Bedeutung für das Vitamin A und dessen Vorstufe Carotin, das für die Hell-Dunkel-Anpassung des Auges zuständig ist.

Fehlt Mangan, kommt es zu vermehrter Histaminausschüttung und den damit verbundenen Allergien.

Mangan aktiviert viele Enzyme, besonders solche, die bestimmte Vitamine im Stoffwechsel funktionsfähig machen und für die Cholesterin-Synthese zuständig sind.

Es ist notwendig für das Knochenwachstum und die Knorpelbildung. Im Zellinneren heizt es die Lebenskräfte an und ist für die Zellerneuerung unerlässlich. Menschen mit Manganmangel altern schneller, da kein Eiweiß für die Zellerneuerung produziert wird und die Zelle sich nicht erneuern kann.

Auch die Hirnanhangdrüse, die die meisten Hormone herstellt, die Zirbeldrüse, die das Schlafhormon produziert, und die Milchdrüsen der Frau enthalten sehr viel Mangan.

Nur zwei bis fünf Milligramm dieses vielfältigen Spurenelements am Tag genügen, um beim Abbau der Blutfettwerte zu helfen. Dies verringert das Risiko, an Arteriosklerose und Herzleiden zu erkranken.

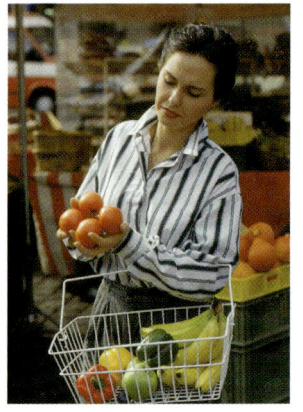

Ist Bindegewebe (an Gesicht, Hals, Brust und Bauch) abgeschlafft, dann fehlt vielleicht Mangan, ohne das die Kollagene, die dem Bindegewebe die Festigkeit und Elastizität verleihen, nicht gebildet werden können.

Mangan ist in vielen Lebensmitteln enthalten. Wer sich ausgewogen ernährt, hat meist keinen Manganmangel zu befürchten. Allerdings enthalten Nahrungsmittel, die auf manganarmen Böden wachsen, teilweise so wenig Mangan, dass auch diese Manganquelle keine Garantie für genügende Zufuhr ist.

Übertrieben mit Kalk gedüngte Felder erzeugen schon bei Pflanzen Manganmangel. Sichtbar ist dies beispielsweise an fleckigen Bohnen und Erbsen, die schließlich ganz austrocknen und an besonders kleinwüchsigen Pflanzen.

Manganmangel führt auch beim Menschen zu Wachstumsstörungen. Typische Symptome für Manganmangel sind außerdem Knochenveränderungen, ein gestörter Cholesterinstoffwechsel, Ohrgeräusche, Schwerhörigkeit, trockene und rissige Haut, Müdigkeit, Pessimismus, Gelenkschmerzen, nachlassendes Haarwachstum und innere Unruhe. Der Mangel dieses Spurenelements hat auch Einfluss auf die Bereitstellung der Sexualhormone. So kann ein Manganmangel zu einem Verlust der Libido führen. Des Weiteren kann bei Frauen eine Stillunfähigkeit oder gar Unfruchtbarkeit auftreten; Männer können impotent werden. In Ausnahmefällen kann es auch zu Überdosierungen kommen, die mit allen Anzeichen einer Vergiftung bis hin zu Schüttellähmung ähnlich der Parkinsonschen Krankheit einhergehen.

Lebensmittel (100 g verzehrbarer Anteil)	Mangan-Gehalt
Schwarzer Tee	73400 µg
Weizenkeime	10400 µg
Haselnüsse	5700 µg
Haferflocken	4900 µg

Lebensmittel (100 g verzehrbarer Anteil)	Mangan-Gehalt
Heidelbeeren	4800 µg
Roggen	4180 µg
Hafer	3700 µg
Weizenkleie	3700 µg
Pekannüsse	3500 µg
Weizen	3400 µg
Sesamsamen	3000 µg
Sojabohnen	2800 µg
Sonnenblumenkerne	2500 µg

Personengruppe	Tagesbedarf
Kinder	1000–2000 µg
Jugendliche und Erwachsene	2000–5000 µg

Molybdän

Molybdän ist Bestandteil vieler Enzyme:

- Sulfitoxydase wandelt gefährliche Sulfite in harmlose Sulfate um.
- Xanthinoxidase, steuert den Purinstoffwechsel, der wichtig für den Abbau der Harnsäure ist und damit den Nieren bei der Entgiftung des Körpers hilft.
- Enzyme, die den Energiestoffwechsel in den Zellen steuern.

Molybdän ist darüber hinaus bedeutsam für die Fruchtbarkeit. So kann ein Mangel an diesem wertvollen Spurenelement die Impotenz des Mannes und die Unfruchtbarkeit der Frau zur Folge haben, da im Körper vorhandenes Eisen für den Körper nicht weiter verwertbar ist und der Alterungsprozess beschleunigt wird. Auch Symptome wie Nachtblindheit, gesteigerte Reizbarkeit, schneller Atem, Herzjagen und Karies wurden schon mit Molybdänmangel in Verbindung gebracht.

Je nach Herkunft der Lebensmittel (Mineralstoffgehalt des Bodens, auf dem diese wachsen) schwanken die Werte des Molybdängehalts erheblich. Somit kann es auch trotz einer ausgewogenen Ernährung zu einem Mangel an Molybdän kommen.

Eine sehr hohe Konzentration von Molybdän im Körper kann zu Gicht führen. Damit einhergehend sind Schmerzen in Knie-, Fuß- und Handgelenken. Bei einer vielseitigen und vollwertigen Ernährung ist eine Überdosierung aber so gut wie unmöglich.

Lebensmittel (100 g verzehrbarer Anteil)	Molybdän-Gehalt
Sojamehl	180 µg
Weizenkeime	100 µg
Reis, poliert	80 µg
Hafer	70 µg
Erbsen, grün, getrocknet	70 µg
Mais	55 µg
Weizenmehl	45 µg
Gerste	43 µg
Schnittbohnen, grün	43 µg

Tagesbedarf
Die Angaben des täglichen Bedarfs des Menschen an Molybdän schwanken zwischen 50 und 500 µg.

Nickel

Nickel wurde erst in neuerer Zeit als essenzielles Spurenelement
entdeckt. Bisher galt es als für den menschlichen Körper bedeu-
tungslos, obwohl es in allen Organen vertreten ist. Dort beeinflusst es die Wirkung der Hormone Insulin (blutzuckersenkend)
und Vasopressin (blutdruckerhöhend) und vermindert die Wirkung des Stresshormons Adrenalin.

Nickel geht mit vielen Eiweißbausteinen und Proteinen eine Verbindung ein und aktiviert verschiedene Enzyme, den Kohlenhydratstoffwechsel und den Energiehaushalt. Schließlich stabili-
siert Nickel einen besonders empfindlichen Blutgerinnungsfaktor
und unterstützt die Eisenaufnahme und -verwertung im Körper.

Wer sich ausgewogen und vollwertig ernährt, braucht eine Erkrankung durch Nickelmangel nicht zu fürchten. Eine Fehlernährung (viel Fleisch, Weißbrot, Süßigkeiten usw.) kann die
Aufnahme von Nickel verschlechtern. Das führt zu einer schlech-
ten Eisenverwertung und kann Blutarmut, Verdauungsstörungen,
extreme Müdigkeit und Herzschwäche verursachen.

Gesundheitliche Schäden durch einen ernährungsbedingten
Überschuss an Nickel sind nicht bekannt. Allerdings reagieren einige Menschen allergisch auf Nickel in Modeschmuck. Die Folge
ist Hautausschlag und Juckreiz. Nickelallergiker reagieren auch

auf den Verzehr von nickelhaltigen Lebensmitteln. Sie sollten vor allem auf Lebensmittel aus Konservendosen verzichten und statt Leitungswasser Mineralwasser trinken.

Interessant ist auch, dass der Nickelgehalt im Blutserum infarktgefährdeter Menschen stark erhöht ist.

Lebensmittel (100 g verzehrbarer Anteil)	Nickel-Gehalt
Pekannüsse	1500 µg
Schwarzer Tee	650 µg
Bohnen (weiß, getrocknet)	280 µg
Hafer	210 µg
Milchschokolade	150 µg
Walnüsse	130 µg
Weizenvollkornbrot	130 µg
Haselnüsse	120 µg
Mais	120 µg

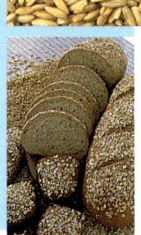

Tagesbedarf

Der genaue tägliche Bedarf des Körpers an Nickel ist nicht bekannt. Er wird derzeit auf 200–700 µg geschätzt.

Selen

Mikroorganismen und Pflanzen nehmen Selen in anorganischer Form auf. An Eiweiß gebunden wird es dann in organischer Form gespeichert. In dieser Form kann der Mensch 90 % dieses Mineralstoffes aus der Nahrung über den oberen Dünndarm aufnehmen. Am schnellsten werden die im Getreide vorkommenden Selenverbindungen verwertet. Die Ausscheidung findet hauptsächlich über den Urin und den Stuhl statt.

Selen hilft auf vielfältige Art im menschlichen Körper. Als Schutzstoff spielt es eine ganz besondere Rolle. Es sorgt als Bestandteil vieler Enzyme für einen Schutz der Zellen vor freien Radikalen, die durch die Einwirkung von Sauerstoff und UV-Licht entstehen und zerstörend auf das Gewebe und alle Zellbestandteile wirken. Freie Radikale sind für das Altern der Zellen verantwortlich. Deshalb ist Selen wichtig, um die Zellen frisch und jung zu erhalten. Außerdem wirkt Selen einer Vergiftung mit Schwermetallen wie z. B. Cadmium, Blei und Quecksilber entgegen.

Eine weitere Schutzfunktion übt Selen zusammen mit Vitamin E aus, indem eine Zerstörung der Fettsäuren, die durch Oxidation auf der Oberfläche der Zellen stattfindet, verhindert wird und gleichzeitig die dabei entstehenden schädlichen Stoffe (Peroxide), die ein vorzeitiges Altern nach sich ziehen, beseitigt werden. Hierbei ergänzen sich Selen und Vitamin E besonders durch die unterschiedlichen Lösungseigenschaften: Selen ist wasserlöslich und Vitamin-E-fettlöslich.

Selen greift in die wichtigsten Lebensprozesse ein. Es:

- sorgt für eine Elastizität des Gewebes
- beugt Arteriosklerose (Arterienverkalkung) vor
- steuert den Blutdruck und den Sauerstoffgehalt der Muskelzellen
- beschleunigt Heilungsprozesse und hilft bei der Produktion von Antikörpern

- ist Bestandteil des Enzyms Diodinase, das für die Aktivierung der Schilddrüsenhormone mitverantwortlich ist
- kommt in den Netzhautstäbchen des Auges vor und spielt von daher eine große Rolle beim Sehprozess.

Die Risiken, an einer Selenmangel-Krankheit zu erkranken, sind vielfältig. Risikogruppen sind Herzkranke, Alkoholiker, Diabetiker und nicht gestillte Säuglinge, denn die Muttermilch enthält dreimal soviel Selen wie die aus Kuhmilch hergestellte Säuglingsnahrung. Hinzu kommen Personen, die an Magen-Darm-Infekten leiden und künstlich ernährte Krankenhauspatienten. Außerdem ist der Selengehalt von Nahrungsmitteln abhängig davon, wie viel Selen im Boden ist, auf dem diese wachsen. Selenarme Böden gibt es hauptsächlich in Europa. Besonders betroffen sind die Mittel-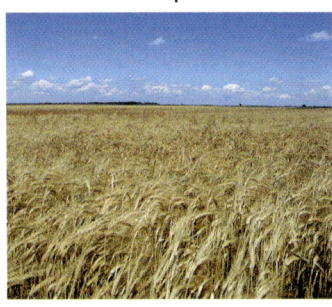gebirge und die Alpen; dort haben Gletscher und Regen die Spurenelemente im Laufe der Zeit aus dem Boden gewaschen. Auch die Umweltverschmutzung trägt zu selenarmen Böden bei. In neutralen oder basischen Böden ist Selen besser verfügbar als in durch »sauren Regen« versäuerten Böden. Besonders die Ablagerungen von Schwermetallen binden das Selen, so dass es für den menschlichen Organismus nicht verwertbar ist.

Mangelerscheinungen können Funktionsstörungen des Auges, Muskel- und Gelenkschmerzen, Herz-Kreislauf-Störungen, erhöhte Infektanfälligkeit, Haarausfall, Hautblässe und brüchige Fingernägel sein. Die Keshan-Krankheit, benannt nach einer Region in China, ist als Selenmangelkrankheit erwiesen. Folge dieser Krankheit ist das »Porzellanherz«, eine Herzmuskelschwäche, die dank der Gabe von Selen erfolgreich bekämpft werden kann. Da die Giftigkeit von Selen noch nicht genügend erforscht ist, sieht man häufig von einer vorbeugenden oder frühzeitigen Therapie ab. Erwiesen ist, dass eine einmalige Einnahme von 2–5 mg und eine Langzeiteinnahme von 800 µg pro Tag giftig wirkt. Die Folgen sind Übelkeit, Erbrechen, chronische Müdigkeit, knoblauchartiger Mundgeruch, unangenehmer Hautgeruch, sprödes Haar, Haarausfall und brüchige Fingernägel.

Lebensmittel (100 g verzehrbarer Anteil)	Selen-Gehalt
Kokosnuss	810 µg
Steinpilze	160 µg
Bückling	140 µg
Hummer	130 µg
Weizenkeime	110 µg
Paranüsse	100 µg
Thunfisch	82 µg
Eiernudeln	66 µg
Scholle	65 µg
Austern	60 µg
Kohlrabi	50 µg
Naturreis	40 µg
Knoblauch	20 µg

Silicium

Silicium ist nach Sauerstoff das in der Natur am meisten verbreitete Element. Ihm kommt eine wichtige Funktion beim Aufbau des Bindegewebes und des Knorpels zu: Es hält das Bindegewebe, die Zellwände und Blutgefäße elastisch und fest und beugt somit Arteriosklerose (Arterienverkalkung) vor. In arteriosklerosen Zellen gibt es 14mal weniger Silicium als in gesunden.

Neben Vitamin D, Phosphor und einigen Hormonen ist Silicium an der Aufnahme von Calcium aus der Nahrung beteiligt und daher wichtig für den Kalkstoffwechsel von Zähnen und Knochen. Silicium ist unentbehrlich für das Wachstum von Haaren und Nägeln. Es hilft, das Gehirn von schädlichen Schwermetallen zu entgiften und aktiviert Zellen, die in den Körper eingedrungene Krankheitserreger einschließen. Dadurch trägt Silicium zur Stärkung des Immunsystems bei.

Alle Pflanzenfasern und Mineralwässer sind reich an Silicium. So befindet sich dieses Mineral als Bestandteil von Kieselsäure in erster Linie in Vollkornprodukten, Obst und Gemüse.

Bei einer Ernährung mit überwiegend industriell verarbeiteten Lebensmitteln kann es zu Siliciummangel kommen. Die Folgen sind Bindegewebsschwäche, Parodontose, Karies, Haarausfall, Knochenerweichung, Wachstumsstörungen und brüchige Fingernägel. Ein zu hoher Siliciumgehalt im Körper wird mit Zittern der Hände, Schilddrüsenunterfunktion und Nierenstörungen in Verbindung gebracht. Überflüssiges Silicium wird aber normalerweise schnell über den Urin ausgeschieden.

Lebensmittel (100 g verzehrbarer Anteil)	Silicium-Gehalt
Hafer	425 mg
Gerste	188 mg
Petersilie	12 mg
Schnittbohnen, grün	10 mg
Roggen	9 mg
Weizen	8 mg
Banane	8 mg
Lauch	6 mg

Tagesbedarf

Empfohlen wird eine tägliche Zufuhr von 20–30 mg Silicium. Auch schwangere und stillende Frauen benötigen nicht mehr von diesem Spurenelement.

Vanadium

Vanadium hilft bei der Einlagerung anderer Mineralstoffe in Knochen, Zähne und Knorpel. Es ist vor allem ein Steuerungsfaktor bei der Fett- und Cholesterinverwertung, denn es hemmt die Bildung von Cholesterin und trägt auf diese Weise zur Kontrolle des Blutfettspiegels bei. Ebenso wird das Hormon Insulin, das in der Bauchspeicheldrüse produziert wird, von Vanadium unterstützt.

Vanadium kommt in großen Mengen in linolsäurereichen Pflanzenölen und in allen anderen ungesättigten Fettsäuren vor. Bei einer ausgewogenen vollwertigen Ernährung kommt ein Vanadiummangel normalerweise nicht vor.

Ernährungsbedingte Überdosierungen sind unbekannt. Jedoch können industrielle Abfallprodukte (z. B. Smog) giftige Auswirkungen haben. Asthma, Lungenentzündung, Bronchitis und Hautekzeme sind in Industriegebieten keine Seltenheit. Als Gegenmittel hat sich Vitamin C bewährt.

Größere Mengen Vanadium vernichten wichtige Askorbate (Salze der Ascorbinsäure) im Körper und können sich dann im Nervensystem und Gehirn anreichern und dort Vergiftungserscheinungen auslösen.

Lebensmittel (100 g verzehrbarer Anteil)	Vanadium-Gehalt
Sonnenblumenöl	41 µg
Olivenöl	22–38 µg
Erdnussöl	11 µg

Tagesbedarf

Der Tagesbedarf an Vanadium wird auf 10–170 µg geschätzt. Er ist bei einer ausgewogenen Ernährung stets gedeckt.

Zink

Zink ist sowohl in tierischen als auch in pflanzlichen Geweben vorhanden und nach Eisen das häufigste Spurenelement.

Im Gewebe des Auges und in der Samenflüssigkeit des Mannes wurde der höchste Zinkgehalt festgestellt. Auch die Inselzellen der Bauchspeicheldrüse, der Produktionsort für Insulin, sind sehr zinkreich. Das Hormon Insulin reguliert den Stoffwechsel und den Blutzuckerspiegel. Fehlt Insulin, kommt es zur Zuckerkrankheit. So lässt sich im Blutbild der meisten Diabetiker ein Mangel an Zink feststellen. Die Einnahme von Zinkpräparaten kann den Stoffwechsel von Diabetikern positiv beeinflussen.

Zink ist Bestandteil von Haaren, Haut, Augen, Nägeln, Knochen, roten Blutkörperchen und den männlichen Geschlechtsorganen.

In über 70 Enzymen wirkt Zink auf vielfältige Weise. Es:
- fördert das Wachstum von Geweben (z. B. Haarwachstum)
- begünstigt die Freisetzung bestimmter Abwehrstoffe.
- ist wichtig für die Fruchtbarkeit des Mannes.
- fördert die Ausscheidung von Schwermetallen aus dem Körper.
- spielt eine fundamentale Rolle bei der Zellteilung.
- hilft, Vitamin A in der Leber zu mobilisieren.
- unterstützt die Bildung von Magensäure.
- verbessert das Dämmerungssehen.

Zink kommt in vielen Lebensmitteln vor, wobei der Zinkgehalt in Vollkornprodukten wesentlich höher ist als in Weißmehlprodukten. Es ist wichtig, die richtigen Beilagen zu zinkreichen Nahrungsmitteln zu wählen. Die Aufnahme von Zink in die Blutlaufbahn wird durch Phytinsäure (in Vollkornprodukten enthalten) und Phosphat vermindert und durch Eiweiß erhöht.

Bei jedem physischen oder psychischen Stress, z. B. bei Operationen oder Liebeskummer, wird vermehrt Zink über den Urin ausgeschieden. Hitzearbeiter und Leistungssportler verlieren große Mengen an Zink über den Schweiß.

Diese Risikogruppen sowie schwangere Frauen und Personen, die Medikamente wie Kortison, Penicillin und Diuretika einnehmen müssen, leiden schnell unter Zinkmangel, der dann zu verringertem Geschmackssinn, schlechtem Appetit, verzögerter Wundheilung, Wachstumsverzögerung und verzögerter sexueller Reifung in der Wachstumsphase, Anfälligkeit für Infektionen, Schuppen, Exzemen, Haarausfall, Potenzstörungen, Libidomangel und Sehstörungen führen kann. Bei starkem Zinkmangel ist auch Anämie und Zwergwuchs festgestellt worden.

Ein Überschuss an Zink entsteht normalerweise nicht, da Zink über den Darm, die Nieren und den Schweiß ausgeschieden wird. Einnahmen von Zink in zu hoher Dosierung können allerdings giftig wirken. Der Überschuss wird dann in der Leber abgelagert und verursacht vorzeitiges Ergrauen, Darmreizungen, Übelkeit und über einen längeren Zeitraum Vergiftungserscheinungen.

Lebensmittel sollten unter keinen Umständen in verzinkten Behältern aufbewahrt oder zubereitet werden; gesundheitsgefährdende Mengen Zinkchlorid oder Zinksulfat können in die Lebensmittel übergehen.

Kurz erwähnt sei hier die Zinksalbe, die sich die antiseptische und blutstillende Eigenschaft von Zink zu Nutze macht. Sie beschleunigt die Wundheilung und hemmt das Bakterienwachstum.

Lebensmittel (100 g verzehrbarer Anteil)	Zink-Gehalt
Austern	160 mg
Weizenkleie	13,3 mg
Mohnsamen	10,2 mg
Sesamsamen	7,7 mg
Kürbiskerne	7,4 mg
Leber	5,1–8,4 mg
Rinderfilet	5,7 mg
Tilsiter 30 %	5,0 mg
Linsen	5,0 mg
Emmentaler 45 %	4,6 mg
Hafer	4,5 mg
Sojabohnen	4,2 mg
Eigelb	3,8 mg
Walnüsse	2,7 mg

Personengruppe	Tagesbedarf
Säuglinge bis 1 Jahr	5 mg
Kinder 1–12 Jahre	7–12 mg
Männl. Jugendliche und Erwachsene	15 mg
Weibl. Jugendliche und Erwachsene	12 mg
Schwangere Frauen	15 mg
Stillende Frauen	22 mg

MINERALSTOFFE IN LEBENSMITTELN

In der Tabelle auf den folgenden Seiten können Sie die Werte von 13 Mineralstoffen in einer Auswahl an Lebensmittel ablesen. Die Lebensmittel sind nach Lebensmittelgruppen und innerhalb dieser alphabetisch geordnet.

In der Regel ist der Mineralstoffgehalt für 100 g des rohen, frischen Lebensmittels angegeben. Bei gegarten Lebensmitteln wurden die Durchschnittswerte nach dem Kochen errechnet.

Bei allen Analysewerten zum Mineralstoffgehalt haben sich Wissenschaftler auf einen festen Wert geeinigt, da die Angabe von Schwankungen der Übersicht schaden würde.

Symbole und Abkürzungen

g	Gramm
mg	Milligramm (1 mg = 0,001 g)
µg	Mikrogramm (1 µg = 0,001 mg)
l	Liter
EL	Esslöffel
TL	Teelöffel
–	Es liegen keine Daten vor
+	Nur in Spuren enthalten
i. Tr.	in der Trockenmasse

Lebensmittel 100 g	Natrium mg	Kalium mg	Calcium mg	Magn. mg
Milch, Milchprodukte				
Buttermilch	57	147	109	16
Crème fraîche	39	105	73	8
Dickmilch, 10%	50	150	110	11
Dickmilch, 3,5%	48	157	120	12
Fettarme Milch, 1,5%	47	155	118	12
Joghurt, 3,5%	48	157	120	12
Joghurt, entrahmt	57	187	143	14
Joghurt, fettarm, 1,5%	45	149	114	11
Kefir, 3,5%	46	160	120	14
Molke, 3,5%	45	129	68	1
Roh- und Vorzugsmilch	48	157	120	12
Sahne, 10%	40	132	101	11
Sahne, 30%	34	112	80	10
Saure Sahne	40	130	100	11
Vollmilch, 3,5%	45	141	120	12
Käse				
Bergkäse, 45% Fett i. Tr.	300	100	1100	43
Blauschimmel, 50% Fett i. Tr.	1400	260	530	20
Butterkäse, 45% Fett i. Tr.	800	100	700	50
Camembert, 30% Fett i. Tr.	900	120	600	19
Camembert, 60% Fett i. Tr.	944	105	400	29
Edamer, 30% Fett i. Tr.	800	95	800	59
Edamer, 45% Fett i. Tr.	654	67	678	40

hosp.	Schwef.	Chlor	Eisen	Zink	Kupfer	Mangan	Fluor	Jod
mg	mg	mg	µg	µg	µg	µg	µg	µg
90	30	100	100	420	15	3	10	2
59	23	70	70	310	10	4	10	9
90	30	90	50	340	11	5	12	7
102	30	100	100	360	12	5	20	8
91	30	101	45	370	10	3	17	3
92	30	102	46	450	10	3	17	4
109	30	121	55	450	12	3	20	4
87	30	96	44	360	9	2	16	4
90	30	100	130	360	12	5	13	8
43	25	67	100	50	20	3	10	8
92	30	102	46	380	10	3	17	4
85	26	77	110	300	22	3	17	3
63	20	69	30	260	6	2	12	2
80	23	70	100	340	18	4	13	9
92	30	102	59	358	7	3	17	6

700	200	600	300	6000	140	60	10	40
400	220	1800	310	2660	160	200	150	40
400	210	1200	600	5000	120	50	140	35
540	200	1750	170	3400	80	30	28	20
310	230	1400	580	2700	70	30	100	20
570	230	1250	600	4000	780	180	120	5
403	230	1050	620	4000	650	150	130	4

Lebensmittel 100 g	Natrium	Kalium	Calcium	Magn.
	mg	mg	mg	mg
Edelpilzkäse, 45% Fett i. Tr.	1200	150	550	45
Emmentaler, 45% Fett i. Tr.	450	107	1020	35
Feta (griech. Schafskäse)	1300	200	429	19
Frischkäse, 60% Fett i. Tr.	375	95	79	7
Frischkäse, körnig, 20% Fett i. Tr.	230	88	95	10
Gouda, 45% Fett i. Tr.	869	76	820	28
Parmesan, 35% Fett i. Tr.	704	131	1180	41
Quark, 40% Fett i. Tr.	34	82	95	10
Quark, Magerstufe	40	95	92	12
Raclettekäse, 50% Fett i. Tr.	800	100	700	40
Tilsiter, 30% Fett i. Tr.	1000	100	830	40
Tilsiter, 45% Fett i. Tr.	773	60	858	31

Eier				
Hühnerei, frisch, ganz	144	147	56	12
Hühnerei, Eigelb, frisch	51	138	140	16
Hühnerei, Eiweiß, frisch	170	154	11	12
Hühnervollei, gegart	140	140	57	12

Öle, Fette				
Pflanzliche Fette, Öle				
Kokosfett	2	2	2	+
Maiskeimöl	1	1	15	–
Margarine mit Linolsäure, über 50%	39	30	10	2
Margarine mit Linolsäure, unter 30%	101	7	10	1
Mayonnaise, 80% Fett i. Tr.	702	53	18	2

hosp.	Schwef.	Chlor	Eisen	Zink	Kupfer	Mangan	Fluor	Jod
mg	mg	mg	µg	µg	µg	µg	µg	µg
380	220	1800	550	3500	160	200	150	40
636	230	370	310	4630	1170	27	60	40
337	200	1800	650	3500	80	35	110	25
137	110	600	550	540	50	45	180	40
150	100	600	300	400	20	7	17	10
443	220	1300	500	3900	70	40	130	30
743	250	953	1020	3000	360	70	160	40
187	90	130	340	500	13	60	22	3
160	120	120	400	570	15	70	25	4
500	230	1200	500	4000	100	40	115	30
580	200	1500	400	5000	100	40	115	30
522	200	1300	230	3500	70	40	115	30
216	170	180	2100	1350	100	30	110	10
590	180	180	7200	3800	350	125	30	12
21	200	170	200	20	130	40	30	7
210	170	170	2000	1400	100	40	100	10
1	–	+	20	–	2	1000	–	0
–	–	–	1300	–	50	–	–	0
20	12	62	50	160	40	4	8	1
12	12	158	50	160	40	4	9	1
28	21	750	500	160	30	1000	10	6

Lebensmittel 100 g	Natrium mg	Kalium mg	Calcium mg	Magn. mg
Olivenöl	1	–	–	–
Sonnenblumenkernöl	–	–	–	–
Tierische Fette, Öle				
Butter	5	16	13	3
Lebertran	3	1	3	–
Schweineschmalz	1	1	1	1
Fisch, Fischwaren, Krustentiere				
Fische, frisch				
Hecht	75	304	20	28
Lachs, Salm	51	371	13	29
Makrele	95	396	12	30
Sprotte	100	300	20	30
Thunfisch, Weißer	40	293	26	20
Fisch, gegart				
Forelle (Bachforelle)	40	470	19	27
Kabeljau (Dorsch)	80	350	20	25
Lachs (Goldlachs)	50	370	20	30
Rotbarsch (Goldbarsch)	80	310	20	30
Scholle	100	310	55	23
Fischwaren				
Brathering	585	184	36	40
Kaviar, echter	1940	164	51	50

Phosp.	Schwef.	Chlor	Eisen	Zink	Kupfer	Mangan	Fluor	Jod
mg	mg	mg	µg	µg	µg	µg	µg	µg
–	–	100	380	60	–	–	–	5
–	–	–	30	–	1	–	–	0
21	9	23	160	230	30	40	130	3
3	3	100	15	150	15	500	10	120
2	25	4	100	110	20	1	15	10
215	200	100	615	665	57	43	80	10
266	180	60	1000	800	200	14	30	34
244	190	140	1000	500	160	37	30	49
200	200	170	1280	1500	59	27	350	55
200	230	60	1000	1700	10	20	370	50
240	210	60	1000	480	200	30	30	3
180	220	100	400	500	200	15	300	120
270	180	60	900	800	200	15	580	32
200	280	120	700	590	50	30	140	99
190	240	130	800	500	50	30	240	190
240	210	150	1100	780	240	25	300	93
300	320	830	1400	950	110	50	320	130

Lebensmittel 100 g	Natrium mg	Kalium mg	Calcium mg	Magn. mg
Matjeshering	2500	235	43	35
Thunfisch in Öl	291	248	7	21
Krustentiere, frisch				
Garnelen	146	266	92	67
Jakobsmuscheln	205	311	69	50
Krabben	140	250	100	70
Geflügel, Fleisch, Fleischwaren				
Geflügel				
Brathähnchen, Brust	66	264	14	30
Brathuhn, Leber	68	218	18	13
Gans gegart	1207	517	24	33
Puter (Truthahn), Brust	46	333	13	20
Kalbfleisch, frisch				
Bratenfleisch, mittelfett	95	331	10	15
Filet (Lende)	95	348	12	15
Kotelett	93	369	13	16
Leber	87	316	9	19
Rindfleisch, frisch				
Bratenfleisch, mittelfett	48	343	5	19
Filet	42	338	3	22
Leber	116	292	7	17
Roastbeef (Lende)	55	356	3	23

hosp.	Schwef.	Chlor	Eisen	Zink	Kupfer	Mangan	Fluor	Jod
mg	mg	mg	µg	µg	µg	µg	µg	µg
200	220	3900	1300	900	440	20	340	56
294	176	2903	1200	610	230	22	322	53
224	300	95	1760	2170	310	30	160	130
151	300	400	7500	2000	3600	160	120	120
200	300	95	1700	2300	240	30	100	130
212	200	80	1100	800	150	20	140	+
240	220	100	7400	3210	406	291	190	2
313	384	1528	2660	1660	372	65	73	6
200	200	100	1000	1800	130	30	40	2
189	189	68	1924	2787	155	28	20	3
200	187	67	1908	2742	154	28	20	3
195	187	73	2100	2300	250	30	20	3
306	240	89	7900	8400	5500	280	19	8
177	177	54	2350	3800	73	19	119	3
164	187	55	2300	4410	76	20	100	3
358	240	68	7010	4830	3150	250	130	14
157	169	114	2000	4070	79	18	112	3

Lebensmittel 100 g	Natrium mg	Kalium mg	Calcium mg	Magn. mg
Schaffleisch, frisch				
Filet	94	289	12	19
Leber	95	282	4	14
Schweinefleisch, frisch				
Bratenfleisch, mittelfett	57	360	5	24
Filet	74	348	2	22
Leber	77	350	10	21
Schnitzel	72	292	9	21
Sonstige Fleischarten, Wild				
Hase	50	400	9	28
Hirsch, gegart	61	330	7	29
Reh	65	340	5	32
Fleisch- und Wurstwaren				
Bierschinken	753	261	15	18
Blutwurst, Hausmacher	848	74	16	8
Bratwurst (Schwein), grob	1054	521	17	39
Corned beef	833	131	33	15
Kassler	4390	395	37	40
Salami, ungarische Art	2410	488	28	41
Schinken, Schwein, gekocht	965	270	15	24
Weißwurst, Münchner	620	122	25	22
Wiener Würstchen	1186	243	15	18

Phosp. mg	Schwef. mg	Chlor mg	Eisen µg	Zink µg	Kupfer µg	Mangan µg	Fluor µg	Jod µg
162	202	79	1800	2300	90	13	20	3
364	230	80	12400	4350	7640	330	100	3
180	180	66	1395	2252	58	72	56	3
173	193	69	3000	2419	53	77	59	3
362	230	68	15790	6350	1330	360	290	14
172	187	68	1700	2600	310	40	60	3
220	200	70	2400	950	240	40	30	1
249	250	60	5000	2500	500	30	70	1
240	217	43	3250	540	195	38	97	5
152	193	1749	1530	2416	149	91	65	4
43	79	1294	12309	1257	109	79	49	3
272	270	1598	2189	3372	143	132	93	13
128	200	1400	2500	4000	240	31	130	3
214	211	5609	1721	2611	76	95	156	6
280	298	3671	2157	3343	221	105	94	7
136	160	1700	2300	2300	30	60	40	3
460	184	1948	2082	3161	158	85	115	6
372	149	1660	1351	2055	126	52	75	5

Lebensmittel 100 g	Natrium mg	Kalium mg	Calcium mg	Magn. mg
Getreide, Getreideprodukte				
Getreide				
Amaranth	25	484	214	308
Buchweizen, geschält	2	324	21	85
Gerste	18	444	38	114
Grünkern (Dinkel)	3	447	22	130
Hafer	8	355	80	129
Hirse	3	150	20	170
Mais	6	330	15	120
Quinoa	10	804	80	276
Reis, natur	10	150	23	157
Reis, poliert	6	103	6	64
Roggen	4	510	64	120
Weizen	8	381	38	128

Mehl				
Buchweizen, Vollkornmehl	1	680	33	50
Gerste	5	458	39	155
Hafer	6	268	55	131
Hirse	2	300	22	150
Roggen, Type 815	1	170	22	26
Roggen, Type 1800	2	439	23	83
Weizen, Type 405	2	108	15	20
Weizen, Type 1050	2	203	14	53

hosp. mg	Schwef. mg	Chlor mg	Eisen µg	Zink µg	Kupfer µg	Mangan µg	Fluor µg	Jod µg
582	–	–	9,0	–	–	–	–	–
254	80	12	3200	2500	900	2000	170	1
342	120	23	2800	2530	373	1650	120	7
411	140	20	4200	3500	260	3000	60	1
342	200	119	5800	4500	470	3700	95	6
310	140	15	9000	1800	850	1900	50	3
256	80	12	1500	2500	160	480	62	3
328	–	–	8,0	–	–	–	–	–
325	120	45	2600	1520	240	1100	50	2
120	70	30	600	500	130	2000	45	2
337	130	20	4860	3890	463	4180	150	7
341	140	55	3310	2690	459	3670	90	1
263	140	12	2200	2500	100	2100	50	3
390	120	25	3000	3000	300	1650	100	7
405	160	70	4200	3000	230	3700	95	4
290	130	10	6000	1000	700	1500	30	2
126	140	32	2080	1460	207	2010	150	3
326	140	73	4020	3670	400	3600	150	3
74	100	50	1540	1050	170	740	50	1
208	50	40	2910	2010	280	1860	50	1

Lebensmittel 100 g	Natrium mg	Kalium mg	Calcium mg	Magn. mg
Brot				
Baguette	418	88	18	19
Knäckebrot, Mehrkorn	596	267	35	90
Mischbrot	479	200	22	48
Pumpernickel	370	338	55	80
Weißbrot	540	132	58	24
Vollkornmehrkornbrot	523	290	27	70
Teigwaren (Nudeln)				
Eierteigwaren allgemein	17	164	27	67
Teigwaren ohne Ei	390	109	21	31
Vollkornteigwaren mit Ei	391	351	42	131
Vollkornteigwaren ohne Ei	393	351	41	131
Kerne, Nüsse, Samen				
Cashewnüsse	14	552	31	267
Erdnüsse, frisch	11	661	40	160
Erdnüsse, geröstet	6	777	65	182
Haselnüsse	2	636	226	156
Kokosnuss	35	379	20	39
Kürbiskerne	80	500	51	534
Mandeln, süß	20	835	252	170
Pistazienkerne	6	1020	136	158
Sesamsamen	45	458	783	347
Sonnenblumenkerne, geschält	2	725	98	420
Walnüsse, europäische	2	544	87	129

hosp. mg	Schwef. mg	Chlor mg	Eisen µg	Zink µg	Kupfer µg	Mangan µg	Fluor µg	Jod µg
105	76	701	1235	944	251	582	65	3
285	104	974	2925	2030	340	1649	105	6
203	72	781	2060	1246	417	1499	96	4
147	91	847	2400	1307	212	1782	70	4
87	82	450	738	661	220	600	80	6
270	100	870	2180	1756	325	1502	125	5
191	90	31	1600	1600	150	730	80	2
99	129	673	1004	3282	152	999	103	1
367	129	646	3579	3477	507	999	104	2
363	128	648	3531	3461	507	1004	104	2
373	200	18	2800	2090	3700	840	140	10
341	380	7	1820	2830	764	1600	130	13
409	400	8	2320	3380	610	1240	140	14
333	180	10	3800	1870	1280	5700	17	2
94	45	122	2250	785	320	1310	10	1
1144	160	80	11200	7440	1384	1000	90	12
454	150	40	4130	2170	850	1900	90	2
500	250	40	7300	280	1100	600	120	5
607	230	150	10000	7750	4082	3000	60	10
618	120	50	6300	5200	2800	2400	80	14
409	120	23	2500	2700	880	1970	680	3

Lebensmittel 100 g	Natrium mg	Kalium mg	Calcium mg	Magn. mg
Nussprodukte				
Kokosmilch	47	282	27	30
Kokosraspeln	30	400	18	45
Hülsenfrüchte, Hülsenprodukte				
Dicke Bohnen	110	1468	102	155
Erbsen, grün	26	941	50	118
Kichererbsen	25	810	124	155
Kidneybohnen	40	1160	140	180
Limabohnen	13	1750	90	207
Linsen	7	837	71	129
Soja, Sojaprodukte				
Sojakeimlinge (Sojasprossen)	30	235	32	19
Tofu (Sojakäse)	7	121	105	63
Hefe-Erzeugnis				
Hefeflocken	90	1600	200	230
Gemüse, Gemüseprodukte, Pilze				
Kartoffeln, Kartoffelprodukte				
Kartoffeln, frisch	3	411	6	20
Kartoffeln, gegart	–	443	10	25
Pommes frites	6	926	20	36

| hosp. | Schwef. | Chlor | Eisen | Zink | Kupfer | Mangan | Fluor | Jod |
mg	mg	mg	µg	µg	µg	µg	µg	µg
33	24	183	100	100	400	400	0	+
95	45	120	2100	500	320	1300	0	1
387	122	82	8157	1142	408	1427	49	12
375	130	55	5020	3450	741	1250	40	14
407	180	80	6960	3540	810	2140	35	20
410	170	2	6700	2800	610	2000	12	1
353	150	5	6270	2970	804	1950	12	1
411	120	84	7500	3730	715	1490	26	1
75	25	8	897	960	230	170	33	2
97	26	20	5360	800	200	600	30	1
1500	320	320	16000	7400	3200	1200	180	3
50	35	45	403	347	90	140	10	2
45	35	50	800	300	150	170	10	4
105	52	163	1700	436	306	388	21	7

Lebensmittel 100 g	Natrium mg	Kalium mg	Calcium mg	Magn. mg
Gemüse, frisch				
Artischocke	47	353	53	26
Aubergine	3	224	13	11
Blattspinat	65	640	125	60
Bleichsellerie (Staudensellerie)	132	44	80	12
Blumenkohl	16	328	20	17
Bohnen, grün	2	248	57	25
Brennnessel	18	316	190	40
Brokkoli	19	373	105	24
Chicorée	4	194	26	13
Chinakohl	19	144	40	11
Endivie	53	320	54	13
Erbsen, grün	2	304	24	33
Feldsalat	4	421	35	13
Fenchel	86	494	109	49
Grünkohl (Braunkohl)	42	490	212	31
Gurke	9	141	15	8
Knoblauch	19	500	38	35
Knollensellerie	77	321	68	9
Kohlrabi	32	380	68	43
Kopfsalat	8	172	20	8
Kürbis	1	383	22	8
Löwenzahn, Blätter	76	440	158	36
Mangold	90	376	103	72
Möhren (Karotten)	60	290	41	18
Paprika	2	212	11	12

hosp. mg	Schwef. mg	Chlor mg	Eisen µg	Zink µg	Kupfer µg	Mangan µg	Fluor µg	Jod µg
130	20	40	1500	60	320	380	50	4
21	9	55	420	280	90	190	20	1
55	30	60	3500	585	97	474	110	12
48	15	180	500	110	120	350	70	+
54	90	29	650	257	42	170	12	1
38	30	19	830	336	84	380	12	1
61	40	150	41000	130	270	400	80	3
82	140	78	1300	605	126	260	10	15
26	13	25	740	163	101	300	70	1
30	60	30	600	314	56	280	15	+
54	26	71	1600	340	100	220	62	6
108	50	40	1840	753	326	660	27	4
49	57	70	2000	442	110	200	100	35
51	50	30	2700	250	59	320	40	5
87	110	60	1900	330	56	550	20	12
23	11	37	500	206	51	150	20	2
134	50	30	1400	575	149	460	50	3
80	50	150	530	369	116	150	14	3
50	50	57	900	260	47	130	10	1
22	12	57	336	372	49	176	32	3
44	10	18	800	200	80	66	20	1
70	17	100	3100	1200	170	340	70	3
39	20	100	2700	343	77	300	60	1
35	20	61	2100	303	52	210	27	4
25	19	19	750	180	100	100	20	2

Lebensmittel 100 g	Natrium	Kalium	Calcium	Magn.
	mg	mg	mg	mg
Porree (Lauch)	5	235	87	18
Radieschen	17	255	34	8
Rettich	18	322	33	15
Rhabarber	2	270	52	13
Rosenkohl	10	387	31	22
Rote Rübe (Bete)	58	336	29	25
Rotkohl	4	266	35	18
Sauerampfer	4	362	54	41
Schnittlauch	3	434	129	44
Spargel	4	203	26	18
Spinat	65	633	126	58
Tomate	3	242	9	14
Weißkohl	12	208	46	23
Wirsing	9	252	47	12
Zucchini	3	152	30	20
Zuckermais	300	290	2	27
Zwiebeln	10	135	31	11

Gemüsesäfte				
Möhren (Karotten)	52	219	27	37
Rote Rübe (Bete)	200	242	61	40
Sauerkraut	1299	744	143	35
Spinat	73	412	1	40
Tomate	5	236	15	10

sp.	Schwef.	Chlor	Eisen	Zink	Kupfer	Mangan	Fluor	Jod
mg	mg	mg	µg	µg	µg	µg	µg	µg
4	70	24	1000	310	53	190	10	1
26	37	44	1500	199	53	80	70	8
29	25	19	800	265	37	50	30	8
24	8	60	530	130	50	130	40	1
80	50	40	1100	590	65	260	40	1
45	20	82	930	344	80	155	20	+
30	65	100	500	239	42	100	12	5
71	20	70	8500	500	200	350	70	3
75	80	74	1900	490	59	300	50	4
46	46	53	651	401	156	102	48	7
55	30	54	4100	585	97	474	110	12
18	11	30	550	168	60	131	24	1
28	60	37	500	224	33	100	12	2
56	80	22	900	262	35	200	12	5
23	25	40	1500	260	45	140	20	2
83	32	14	401	562	45	160	20	3
42	50	30	500	220	46	84	42	2

31	47	41	1500	952	196	484	94	26
106	39	441	1544	965	293	1901	62	7
133	166	1981	1693	907	369	406	148	38
44	103	532	11942	1385	418	2741	398	43
16	41	527	560	86	120	527	111	9

Lebensmittel 100 g	Natrium mg	Kalium mg	Calcium mg	Magn. mg
Pilze, frisch				
Butterpilz	3	190	25	6
Champignons (Zucht-)	8	417	11	14
Morchel (Speisemorchel)	2	390	11	16
Pfifferling	367	367	8	56
Steinpilz	6	341	4	12
Obst				
Obst, frisch				
Ananas	2	173	16	17
Apfel	3	144	7	6
Apfelsine (Orange)	1	177	42	14
Aprikose	2	278	166	9
Avocado	3	503	10	29
Banane	1	393	9	36
Birne	2	12	10	8
Brombeeren	3	189	44	30
Erdbeeren	3	147	26	15
Granatapfel	7	290	8	3
Grapefruit	2	180	18	10
Heidelbeeren	1	65	10	2
Himbeeren	1	170	40	30
Honigmelone (Zucker-)	20	330	6	10
Johannisbeeren, rot	1	238	29	13
Johannisbeeren, schwarz	2	310	46	17
Kirschen, sauer	2	114	8	8

osp. mg	Schwef. mg	Chlor mg	Eisen µg	Zink µg	Kupfer µg	Mangan µg	Fluor µg	Jod µg
70	35	30	1280	500	300	62	50	10
125	35	67	1190	540	390	89	31	18
162	35	8	1200	500	300	450	50	10
44	35	30	6500	650	600	180	50	3
85	20	30	1000	700	230	170	63	10
9	–	39	400	123	61	320	14	+
12	20	2	480	103	53	48	7	1
23	9	4	400	106	59	38	5	1
21	6	1	650	139	134	167	10	1
38	20	6	600	410	225	180	20	2
28	13	109	550	210	105	326	20	3
15	20	2	260	162	72	42	12	1
30	12	20	900	190	108	894	24	+
29	13	14	960	269	46	225	24	1
17	15	40	500	230	120	130	20	2
17	5	2	340	129	46	44	24	1
13	11	5	740	108	97	840	2	1
44	17	22	1000	362	108	320	20	1
21	6	45	200	325	67	40	10	1
27	–	14	910	240	140	240	23	1
40	–	15	1290	293	141	336	29	1
19	8	21	600	100	100	80	18	+

Lebensmittel 100 g	Natrium	Kalium	Calcium	Magn.
	mg	mg	mg	mg
Kirschen, süß	3	229	17	11
Kiwi	4	295	38	24
Mandarine	1	210	33	11
Mango	5	190	12	18
Mirabellen	+	230	12	15
Nektarine	9	270	4	13
Pfirsich	1	205	8	9
Pflaumen	2	221	14	10
Stachelbeeren	2	203	29	15
Wassermelone	1	158	11	36
Weintrauben	2	192	18	9
Zitrone	3	149	11	28

Obst, getrocknet				
Apfel	10	622	30	34
Aprikosen	11	1370	82	50
Datteln	35	650	63	50
Feigen	40	850	193	70
Pflaumen	8	824	41	27
Rosinen	21	782	80	41

Alkoholfreie Getränke				
Apfelsaft	2	116	7	4
Apfelsinensaft, ungesüßt	1	172	15	12
Kirschsaft, sauer	1	201	15	13
Zitronensaft, frisch	1	138	11	10

hosp. mg	Schwef. mg	Chlor mg	Eisen µg	Zink µg	Kupfer µg	Mangan µg	Fluor µg	Jod µg
20	8	3	350	73	115	86	18	1
31	15	66	800	110	95	94	87	2
20	10	4	300	63	56	37	10	1
13	13	5	400	118	118	170	10	2
33	10	2	500	100	90	90	2	1
24	10	5	500	100	60	44	10	1
23	7	3	480	145	73	83	21	1
18	6	2	440	102	100	78	2	1
30	16	1	630	150	163	97	11	1
11	12	8	400	275	61	20	11	1
20	–	2	510	55	83	104	14	1
16	12	5	450	106	129	42	10	1

hosp. mg	Schwef. mg	Chlor mg	Eisen µg	Zink µg	Kupfer µg	Mangan µg	Fluor µg	Jod µg
50	115	11	1200	573	458	372	10	9
114	33	5	4400	400	800	1500	50	3
57	61	117	1900	400	330	150	20	1
108	57	43	3300	1088	380	350	87	4
73	30	52	2300	350	400	450	10	1
110	23	10	2270	250	370	464	62	2

hosp. mg	Schwef. mg	Chlor mg	Eisen µg	Zink µg	Kupfer µg	Mangan µg	Fluor µg	Jod µg
7	36	+	260	120	59	120	10	1
16	17	36	270	120	57	30	29	6
17	14	62	855	187	173	150	49	3
11	23	5	140	240	200	91	37	5

Lebensmittel 100 g	Natrium mg	Kalium mg	Calcium mg	Magn. mg
Süßwaren				
Brotaufstriche				
Apfelkraut, ungesüßt	9	605	33	28
Bienenhonig	7	47	5	6
Erdnussmus	20	630	45	180
Getreidepasten	217	234	38	34
Vegetarische Pasten	222	340	96	36
Süßspeisen				
Marzipan, Rohmasse	5	209	43	120
Milchspeiseeis	62	182	148	16
Müsliriegel	6	453	84	90
Sahne-Milch-Schokolade	87	280	103	57
Schokolade, weiß	157	251	187	25

| hosp. | Schwef. | Chlor | Eisen | Zink | Kupfer | Mangan | Fluor | Jod |
mg	mg	mg	µg	µg	µg	µg	µg	µg
47	93	9	1861	465	372	302	33	7
18	2	15	1300	350	90	30	30	1
315	180	450	1808	2702	452	1351	35	5
145	59	383	1630	1268	212	837	64	16
246	55	404	2035	1186	433	289	53	16
220	98	13	2000	1629	558	1239	30	1
129	37	142	131	478	28	19	34	9
205	105	26	2654	1667	666	2140	31	3
145	51	69	1414	719	501	326	34	11
142	50	170	265	616	33	18	26	9

EINKAUF UND ZUBEREITUNG VON LEBENSMITTELN

Für die Mineralstoffversorgung des Körpers ist häufig nicht der absolute Gehalt an Mineralstoffen eines Lebensmittels, sondern auch die Zubereitung entscheidend.

Mineralstoffe sind weniger empfindlich als Vitamine. Sie werden auch durch starke Hitzeeinwirkung nicht zerstört, können allerdings leicht ausgewaschen werden.

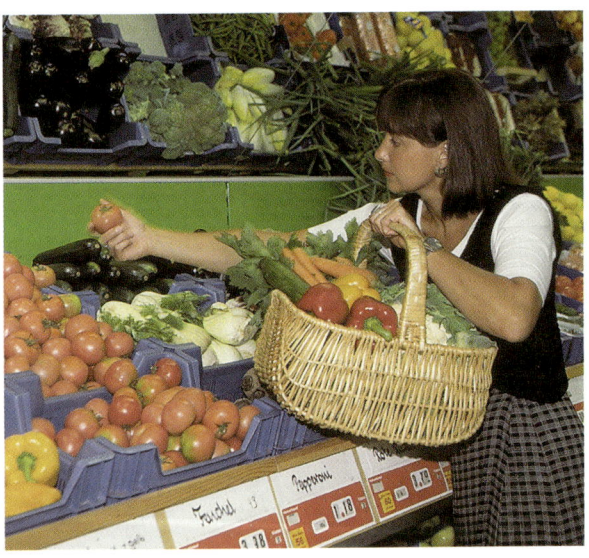

Die folgenden Tipps sollen Ihnen helfen, Mineralstoffmangel durch Zubereitungsverluste so gering wie möglich zu halten:

- Kaufen Sie Obst und Gemüse möglichst frisch ein. Die Nahrung sollte aus naturbelassenen und so wenig wie nötig verarbeiteten Lebensmitteln bestehen. Im biologischen Anbau wird auf den Einsatz von Giftstoffen verzichtet, daher ist es ratsam, Rohkost und Getreide bevorzugt in Bioläden oder Reformhäusern zu kaufen.

- Waschen Sie Obst und Gemüse vor dem Zerkleinern und erst kurz vor der Zubereitung. Lassen Sie es dabei niemals im Wasser liegen.

- Verwenden Sie beim Kochen so wenig Wasser wie möglich. Am schonendsten ist das Dämpfen, bei dem das Nahrungsmittel in einem Siebeinsatz über Wasserdampf gegart wird. Kochen in viel Flüssigkeit bringt die meisten Vitamin- und Mineralstoffverluste.

- Um die im Wasser gelösten Vitamine und Mineralstoffe zu nutzen, verwenden Sie wenn möglich das Kochwasser für Suppen, Soßen, Eintöpfe oder Aufläufe.

- Kräuter enthalten viele Vitamine und Mineralstoffe. Auf der Küchenfensterbank gezogen, bieten sie nicht nur einen schönen Anblick, sondern sind täglich frisch zur Hand. Kräuter können Sie auch hervorragend als Ersatz für das in größeren Mengen schädliche Kochsalz verwenden.

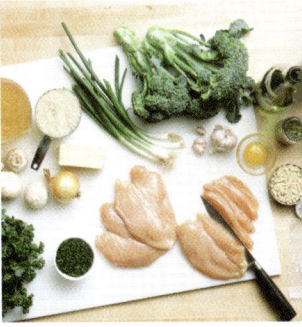

WECHSELWIRKUNGEN

Alle Mineralstoffe und Vitamine wirken im Körper im Zusammenhang. Auf dem Markt gibt es deshalb eine Menge Kombinationspräparate, die diesem Umstand Genüge tun.
Gerade unsere Ernährung, Umwelteinflüsse und die Einnahme von Medikamenten erfordern oft eine erhöhte Aufmerksamkeit, um einen Mineralstoffmangel zu vermeiden.
Die folgende Tabelle soll Ihnen helfen, Mineralstoffräuber zu fassen und Zusammenhänge zu erkennen.

Mineralstoff	benötigt	wird ergänzt durch
Calcium	Vitamin D, C, Phosphor	Silicium
Kalium	Natrium	
Magnesium	Zink	Vitamin B1, B6, D, E
Phosphor	Calcium	
Natrium	Kalium	
Eisen	Nickel	Vitamin C, Kupfer, Fluor, Zink, Mangan, Kobalt
Fluor		
Jod	Vitamin E	
Kupfer		Vitamin C
Mangan	Zink	
Selen		
Zink		Vitamin A

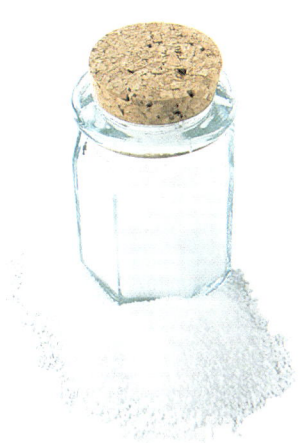

Mineralstoffräuber (erhöhen den Bedarf)
Magnesium, Fluor, Kobalt
übermäßige Salzzufuhr
Calcium, Natrium
Vitamin E, Magnesium, Schwarztee
Calcium
Zink
Phosphor, Zink in Überdosis
Quecksilber
Eisen, Calcium, Kupfer

MINERALSTOFFMANGEL UND SEINE FOLGEN

Täglich scheidet der menschliche Körper über Stuhl, Harn und Schweiß Mineralstoffe aus. Zur Gesunderhaltung des Organismus müssen diese ständig ersetzt werden. Viele Umstände können dazu führen, dass dieses nicht im nötigen Umfang passiert.

Die Wörter Zivilisationskost und Zivilisationskrankheiten haben in den letzten Jahrzehnten vermehrt Eingang in unseren Sprachschatz gefunden. Viele Menschen haben sich von der naturnahen Ernährungsweise unserer Vorfahren entfernt und bevorzugen industriell »veredelte« Lebensmittel. Weißer (polierter) Reis, Zucker und Extrakte enthalten fast nur noch leere Kohlenhydrate; wichtige Mineralstoffe sind bei der Bearbeitung fast gänzlich verloren gegangen. Besonders Weißmehlprodukte veranschaulichen, wie sich ein Entfernen der Randschichten des Korns auswirkt: Eisen, Kupfer, Mangan und Zink sind als Bestandteile des vollwertigen Korns im hochausgemahlenen Weißmehl nicht mehr vorhanden.

Aber die Zivilisationskost verhindert nicht nur eine ausreichende Zufuhr von Mineralstoffen, sie steigert zusätzlich den Bedarf an diesen lebenswichtigen Vitalstoffen. Weil sich Mineralstoffe im Stoffwechsel immer auch untereinander die Waage halten, bedeutet ein Mangel des einen Stoffs gleichzeitig einen Überschuss des »Gegenminerals«. So erhöht beispielsweise eine besonders eiweiß- und fettreiche Nahrung den Bedarf an Calcium und Magnesium, und weißer Industriezucker gilt als regelrechter Kalk-räuber.

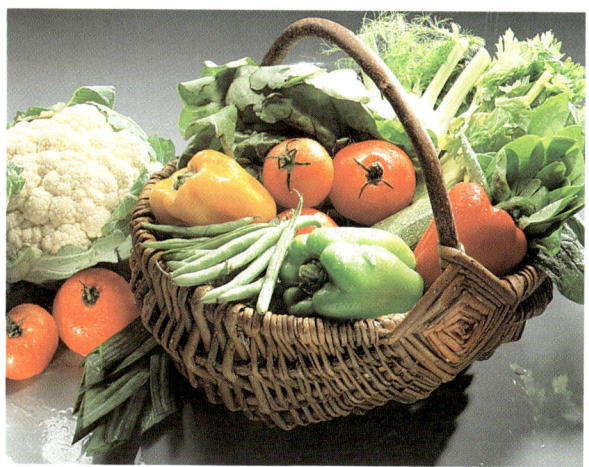

Besonders betroffen von einer unausgewogenen und falschen Ernährungsweise sind Menschen mit erhöhtem Bedarf an eben diesen Mineralstoffen. Säuglinge, Kleinkinder, Jugendliche in der Wachstumsphase, ältere Menschen, Schwangere und Stillende sind häufig mit Nährstoffen unterversorgt. Aber auch Veganer (Menschen, die auf Fleisch und sämtliche Tierprodukte inklusive Eier und Milch verzichten), Leistungssportler, Diabetiker und Kranke haben oft mit einem Mangel an Nährstoffen zu kämpfen. Außerdem ist der Nährstoffbedarf bei Rauchern, Alkoholikern, bei Menschen, die regelmäßig Medikamente (Antibabypille, Antidepressiva, Antibiotika) einnehmen sowie bei Magen-Darm-Erkrankten stark erhöht. Auch körperlicher und seelischer Stress erfordern eine erhöhte Zufuhr an Biostoffen.

Medikamentengruppe	brauchen vermehrt
Abführmittel	Kalium, Kobalt
Antibabypille	Zink
Antibiotika	Calcium, Eisen, Kobalt
Antikrampfmittel	Eisen
Antirheumatika	Zink
Blutdrucksenkende Med.	Kalium
Diuretika	Kalium, Magnesium, Zink
Kortison	Kupfer, Magnesium, Zink
Magensäuresenkende Med.	Eisen

Personengruppe	brauchen vermehrt
Alkoholiker	Calcium, Eisen, Kalium, Kobalt, Magnesium, Zink
Ältere Menschen	Calcium, Zink
Diabetiker	Chrom, Zink
Krebspatienten	Magnesium, Zink
Raucher	Zink
Schwangere Frauen	Calcium, Eisen
Schwerstarbeiter	Eisen, Kalium, Natrium
Stillende Frauen	Calcium, Kupfer
Vegetarier	Eisen

Selbst eine ausgewogene vollwertige Ernährung bietet nicht zwangsläufig die Gewähr für eine optimale Mineralstoffversorgung. So gilt Deutschland als Jodmangelgebiet. Weite Teile der Bevölkerung sind nur mangelhaft mit diesem für die Schilddrüse wichtigen Spurenelement versorgt, weshalb hier die generelle

Verwendung von jodiertem Speisesalz bei der Herstellung von Grundnahrungsmitteln erlaubt ist.

Von Eisenmangel sind wegen des Blutverlusts während der monatlichen Menstruation ganz besonders die Frauen betroffen.

Bei Mineralstoffmangel spürt man zuerst ein allgemeines Unwohlsein. Vor allem Abgespanntheit, Nervosität, Reizbarkeit, Schlafstörungen, verminderte Leistungsfähigkeit, Konzentrationsschwäche, Kopfschmerzen, Durchblutungsstörungen, Übelkeit, Appetitmangel, welke Haut, brüchige Nägel, schlechte Zähne und schlecht heilende Wunden können Warnzeichen für einen Mineralstoffmangel sein.

Da die Erforschung der Mineralstoffe noch in den Kinderschuhen steckt, sind heute noch nicht alle Mangelkrankheiten bekannt. Vielleicht lassen sich sogar noch manche ungewöhnlichen Krankheitsbilder aus Mineralstoffmangel ableiten.

Ein Hinweis ist besonders wichtig: Die Symptome, die im Folgenden aufgeführt werden, können auf einen Mineralstoffmangel hindeuten, dahinter kann sich aber auch eine ganz andere Erkrankung verbergen. Die Ursache einer Erkrankung sollte immer mit einem Arzt abklärt werden. Eine Selbstdiagnose birgt immer die 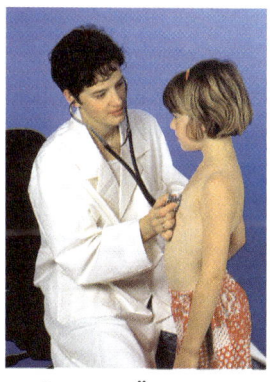 Gefahr einer falschen Medikation. So kann ein Überschuss an Mineralstoffen, bedingt durch Mineralstoffpräparate, genauso gefährlich sein wie ein Mangel.

WANN HELFEN MINERALSTOFF-PRÄPARATE?

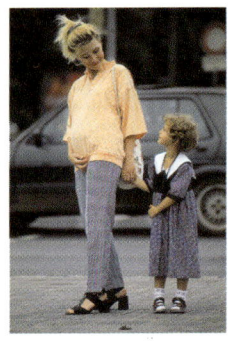

Die einfachste Art, einem Mineralstoff-mangel vorzubeugen, ist eine ausge-wogene und vollwertige Ernährung. Aber die Ernährung genügt nicht im-mer. Es gibt bestimmte Situationen, die den Bedarf an allen oder einzelnen Mineralstoffen erhöhen. Insbesondere gilt das bei Stress durch Beruf, Privat-leben oder Leistungssport, bei Krank-heiten, in der Schwangerschaft oder Stillzeit oder im Wachstum. Durch Zusätze veränderte Kost sowie Verarbeitungs- und Zube-reitungsformen, die Mineralstoffe zerstören, und einseitige Diä-ten können einen Mineralstoffmangel erzeugen.

Andere Gründe können z. B. Vorlieben für oder Abneigungen ge-gen bestimmte Nahrungsmittel sein. Wer lässt sich nicht schon mal zu einer Pizza oder einem Döner Kebap überreden? Solche oder andere Fast-Food-Gerichte sind reich an Kalorien, aber arm an Vitaminen und Mineralstoffen. Ab und zu darf solchen Vorlie-ben sicherlich ohne Bedenken nachgeben werden. Häufig besteht die Alltagskost aus beruflichen oder anderen Gründen allerdings vorwiegend aus Kantinen-, Fertig- oder Mikrowellenkost. In solchen Fällen ist eine Aufnahme zusätzlicher Vitamine und Mineralstoffe sicherlich ratsam.

Treten bereits ausgeprägte Symptome von Vitalstoffmangel wie z. B. ständige Müdigkeit, Konzentrationsschwäche, depressive Stimmungslage, Hauterscheinungen und häufige Infektionsanfälligkeit auf, ist eine Ergänzung der Nahrung mit Vitamin- und Mineralstoffpräparaten sinnvoll und hilfreich.

Vorbeugend können Mineralstoffe aus der Pillendose gute Erfolge erzielen: besonders in den Tagen vor der Regelblutung, in der Schwangerschaft und in nasskalten Herbst- und Wintermonaten. Es sollte 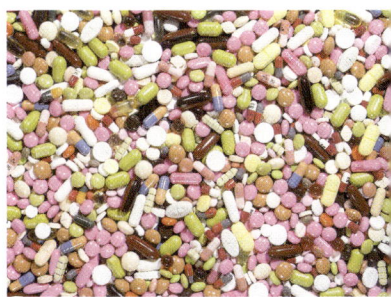 aber auf jeden Fall auf die auf dem Beipackzettel angegebenen Dosierungsanweisungen geachtet werden. Diese Angaben sind allesamt sehr vorsichtig, da gerade der Bedarf an Mineralstoffen wissenschaftlich noch nicht ausreichend erforscht ist. Laut der Hinweise auf dem Beipackzettel gehören Vitamin- und Mineralstoffpräparate zu den ungefährlichsten Arzneimitteln, die man kaufen kann.

Dennoch ist es ein Leichtes, das empfindliche Gleichgewicht der Mineralstoffe, die sich immer paarweise ausbalancieren, zu stören. So ist das im Kochsalz enthaltene Natrium der »Gegenspieler« vom überwiegend in Gemüse enthaltenen Kalium. Ein Überschuss des einen bewirkt ein Ausscheiden des anderen und damit einen Mangelzustand. Kommt es zu typischen Kaliummangelerscheinungen, würde ein Ausgleich über Kaliumpräparate ein künstliches Gleichgewicht schaffen, das aber dem menschlichen Körper gefährlich werden kann. Besser wäre es in diesem Fall, den Salzkonsum einzuschränken.

Bei einigen Mineralstoffen sind neben ihrer Funktion als essenzielle Nahrungsbestandteile auch Wirkungen entdeckt worden, die sie zur Verwendung als Arzneimittel geeignet machen. In diesem Fall werden sie meist höher dosiert in Kombinationen verschrieben und nicht im Bereich der Nahrungsergänzung empfohlen. Natürlich ist bei einer solchen arzneilichen Dosierung die Gefahr von Nebenwirkungen besonders groß.

Vor einer Selbstmedikation von hochdosierten Mineralstoffpräparaten muss gewarnt werden; eine Verschreibung ist unbedingt dem Arzt vorbehalten. Schon Paracelsus wusste, dass allein die Menge eines Stoffes darüber bestimmt, ob er giftig ist oder nicht. Bei der Einnahme von Ergänzungspräparaten sollte man also einige Regeln beachten:

- Halten Sie sich immer an die empfohlenen Dosierungsanweisungen.
- Vermeiden Sie einzelne starke Mineralergänzungsprodukte; sie erzeugen möglicherweise ein Ungleichgewicht.
- Nehmen Sie ein Mineralstoffpräparat während einer Mahlzeit zu sich.
- Synthetische Mineralien werden schneller aufgenommen als natürliche.
- Kapseln werden im Magen besser aufgespalten als Tabletten.
- Mineralstoffpräparate können immer nur eine Ergänzung zur Ernährung sein, nie aber Ersatz.

FOLGEN EINER ÜBERDOSIERUNG

Jeder Mineralstoff kann in einer falschen Dosierung schädlich wirken. Über die Nahrung sind Vergiftungserscheinungen durch Mineralstoffe so gut wie unmöglich. Wenn Sie die Dosierungsangaben der Hersteller von Mineralstoffpräparaten beachten, ist eine Überdosierung weitgehend ausgeschlossen.

Bedenken Sie, dass eine zu große Menge eines Nährstoffs die gleiche Wirkung haben kann wie eine zu geringe.

- Zu viel *Natrium* (z. B. in Kochsalz) über einen längeren Zeitraum eingenommen kann zu Bluthochdruck beitragen. Und schon 100 g Kochsalz täglich führen zu einer Kochsalzvergiftung.

- Eine übermäßige Zufuhr von *Calcium* kann zu Nierensteinen führen.

- Zu viel *Eisen* kann Herz, Leber und Bauchspeicheldrüse schädigen. 15-20 % der Personen, die Eisenpräparate einnehmen, klagen über Verstopfung, Brechreiz und Erbrechen. Bei entsprechender Veranlagung kann es sein, dass der Körper überschüssiges Eisen nicht aus dem Darm ausschwemmt. Die Folge ist eine vermehrte Einlagerung im Gewebe mit Symptomen wie Kopfschmerzen, Müdigkeit, Schwindel, grauer Haut und Arthritis.

- *Jod* im Übermaß eingenommen kann die Produktion der Schilddrüsenhormone aus dem Gleichgewicht bringen. Bei bestimmten Schilddrüsenkrankheiten darf überhaupt kein Jod genommen werden.

- Zu viel *Fluor* kann zur Verfärbung und Strukturveränderung des Zahnschmelzes führen. Bei Fluorgaben über 2 mg pro Tag sind vor allem Kinder im Alter von 2–9 Jahren betroffen.
- Ein Zuviel an *Zink* stört den Kupferstoffwechsel und hemmt dadurch die Eisenverwertung im Körper. Symptome sind Übelkeit, Erbrechen und Durchfall.
- Umgekehrt hemmen zu hohe Konzentrationen an *Kupfer* den Zinkstoffwechsel. Kupfer kann sich im Gehirn ablagern und zu psychischen Störungen führen. Bei Frauen ist der hohe Kupferspiegel, bedingt durch die Östrogene in der Schwangerschaft, Ursache für Wochenbettdepressionen.
- Hohe Konzentrationen von *Mangan* im Körper führen zu mangelhafter Eisenverwertung. Der Eisenmangel macht sich dann durch ständige Müdigkeit, brüchige Fingernägel, Verstopfung und Kurzatmigkeit bemerkbar.
- Zu viel *Selen* kann zu Fieber, ständiger Müdigkeit, Haarausfall, Darmstörungen, Atmungsschwierigkeiten und Lähmungserscheinungen führen.
- Nierenkranke dürfen keine Mineralstoffpräparate einnehmen.

Abschließend lässt sich sagen, dass Kombinationspräparate immer besser sind als Einzelmittel. Besonders empfehlenswert sind die Mineralstoffpräparate aus dem Reformhaus, da sie weitestgehend aus natürlichen Rohstoffen hergestellt werden und damit für den Organismus besser abbaubar sind.

SCHÄDLICHE SCHWERMETALLE

Die Schwermetalle Cadmium, Blei und Quecksilber gehören zu den giftigen Schadstoffen, die unsere Umwelt belasten und dadurch hauptverantwortlich für körperliche und geistige Erkrankungen sind. Wie sie sich auf den Menschen auswirken, ist nur zu einem geringen Teil erforscht. Durch eine ausgewogene vollwertige Ernährung können wir die Abwehrkräfte des Körpers stärken, die Entgiftungsorgane unterstützen und einem durch Giftstoffe ausgelösten Nährstoffmangel vorbeugen.

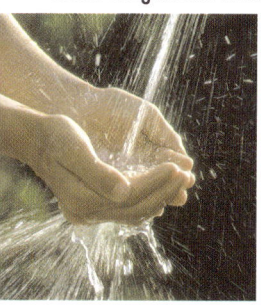

Cadmium ist ein Metall, das sich besonders in weichem Wasser löst. In Gegenden mit besonders weichem Wasser hat man häufiger Herz- und Bluthochdruckerkrankungen festgestellt als in Gebieten mit hartem Wasser. Des Weiteren wird Cadmium als Färbezusatz für roten und gelben Kunststoff und als Rostschutzmittel verwendet.

Der beste Schutz gegen eine Cadmiumvergiftung ist eine ausgewogene Ernährung, die genug Eisen, Vitamin C und D und Kupfer enthält. Cadmium sammelt sich vor allem in den Nieren – der Entgiftungsstelle Nummer 1 des menschlichen Körpers. Hier versucht der Organismus die Giftstoffe wieder loszuwerden. Dazu benötigt die Niere zinkhaltige Enzyme.

Besonders Raucher sind stark bedroht von einer Cadmiumvergiftung: Bei einem Konsum von 20 Zigaretten gelangt etwa eineinhalb mal soviel Cadmium in den menschlichen Körper, wie aus der gesamten täglichen Nahrung aufgenommen wird.

Die Folge kann eine Anämie (Blutarmut) sein. Außerdem lagert sich Cadmium über viele Jahre hinweg in den Nieren und der Leber ab, wo es nur noch in geringen Mengen ausgeschieden werden kann. Es kommt zu Schäden und zu Bluthochdruck. Cadmium verdrängt Zink, welches die Enzyme zur Entgiftung benötigen und stört zugleich den Calcium- und Phosphorstoffwechsel.

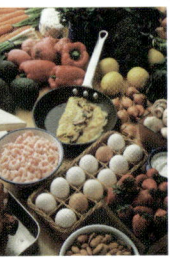

Im Gegensatz zu Cadmium, das der Körper überwiegend aus der Luft aufnimmt, wird *Blei* zu 90 % aus der Nahrung aufgenommen. Obst und Gemüse mit rauher Oberfläche (Grünkohl, Salat, Stachelbeeren, Erdbeeren, Pfirsiche) enthalten den höchsten Bleigehalt. Bei gründlicher Reinigung werden aber bis zu 80 % abgewaschen. Außerdem kann der menschliche Organismus das Blei nicht gut aufnehmen; es gelangt nur zu etwa 10 % in den Kreislauf.

Im Gewebe des menschlichen Körpers findet man heute bis zu 50-mal mehr Blei als noch zu Anfang des Jahrhunderts. In den letzten Jahren ist die Bleibelastung unserer Umwelt jedoch zurückgegangen. Bleifreie Kraftstoffe, Höchstmengenverordnungen im Pflanzenschutz und das Verbot bleihaltiger Glasuren für Gebrauchsgegenstände zeigen bereits Wirkung.

Eine Bleivergiftung kann über eine ausreichende Versorgung mit Zink, Eisen, Vitamin E und Vitamin C aufgehoben werden. In fortschreitendem Stadium verursacht sie Anämie, Nieren-, Schilddrüsen- und Herzschäden sowie einen Verfall der Hirnrinde. Bei Kindern kann eine Bleivergiftung zu geistiger Unterentwicklung, Überaktivität, Lern- und Konzentrationsschwierigkeiten und sogar neurologischen Schäden führen.

Aluminium kann in höheren Konzentrationen ebenso gefährlich sein wie Blei. Erste Anzeichen einer Gesundheitsschädigung machen sich allerdings erst nach 10–20 Jahren bemerkbar.

Quecksilber ist das einzige flüssige Metall der Erde. In winzigen Mengen kommt es in der Erdkruste, aber auch im Meerwasser vor. Gewässer werden regelmäßig auf ihren Quecksilbergehalt überprüft. Gelangt Quecksilber durch Industrieabfälle ins Wasser, kann sich das Metall dermaßen im Fisch anreichern, dass dessen Genuss zu einer Quecksilbervergiftung führen würde. 1953 starben in Japan dutzende Menschen an quecksilberverseuchtem Fisch aus der Minimatabucht. Zeitweise musste sogar der Verkauf von Elbaalen verboten werden, da sie gesundheitsgefährdende Mengen Quecksilber enthielten.

Anzeichen einer Quecksilbervergiftung sind Depressionen, Zittern, Schwindel, starke Erregbarkeit und Durchfall. Das Metall lagert sich in Gehirn, Leber, Nieren und Eingeweiden ab, was schließlich zu der Geisteskrankheit »Mad-Hatter-Syndrom« führt.

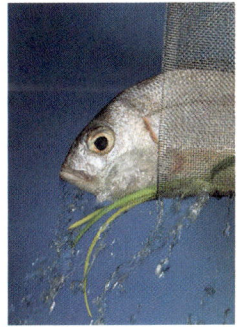

Aber schon kleinere Mengen Selen, die zusammen mit Vitamin E aus der Nahrung aufgenommen werden, entgiften den Organismus bei einer Quecksilberkonzentration im Körper.

REGISTER

Bildquellennachweis
MEV, Augsburg: 7, 12, 15, 55, 61, 96, 103, 104, 105, 109, 111
Naumann & Göbel, Köln: 18, 20, 23 (2), 24, 29, 29, 31 (2), 34 (2), 36, 40 (2), 45 (2), 48 (2), 50 (2), 53 (2), 56, 58 (2), 59 (2), 62 (o., u.), 64 (2), 65, 68, 99, 101
PhotoDisc, Seattle: 1, 2, 4, 6, 8/9, 11, 13, 16, 19, 21, 26 (4), 28, 30, 32, 37 (2), 41, 43 (2), 46, 62 (M.), 97, 110